Anaesthesiology and Resuscitation
Anaesthesiologie und Wiederbelebung
Anesthésiologie et Réanimation

16

Editores
Prof. Dr. R. Frey, Mainz · Dr. F. Kern, St. Gallen
Prof. Dr. O. Mayrhofer, Wien

Anaesthesiologische Probleme in der

Hals-Nasen-Ohren-Heilkunde und Kieferchirurgie

Bericht über das Colloquium der Deutschen Gesellschaft für Anaesthesie und Wiederbelebung und des Berufsverbandes Deutscher Anaesthesisten am 24. April 1965 im Katharinenhospital der Stadt Stuttgart

Herausgegeben von

K. Horatz und H. Kreuscher

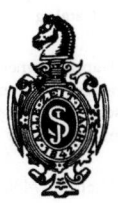

Springer-Verlag Berlin Heidelberg New York 1966

Prof. Dr. med. Karl Horatz, Ordinarius für klinische Anaesthesiologie an der Universität Hamburg, Priv.-Doz. Dr. med. *Hermann Kreuscher*, Oberarzt des Instituts für Anaesthesiologie der Universität Mainz.

ISBN 978-3-540-03455-1   ISBN 978-3-642-99895-9 (eBook)
DOI 10.1007/978-3-642-99895-9

Alle Rechte, insbesondere das der Übersetzung in fremde Sprachen, vorbehalten. Ohne ausdrückliche Genehmigung des Verlages ist es auch nicht gestattet, dieses Buch oder Teile daraus auf photomechanischem Wege (Photokopie, Mikrokopie) zu vervielfältigen. © by Springer-Verlag Berlin · Heidelberg 1966. Library of Congress Catalog Card Number 66—24203.

Die Wiedergabe von Gebrauchsnamen, Handelsnamen, Warenbezeichnungen usw. in diesem Werk berechtigt auch ohne besondere Kennzeichnung nicht zu der Annahme, daß solche Namen im Sinn der Warenzeichen- und Markenschutz-Gesetzgebung als frei zu betrachten wären und daher von jedermann benutzt werden dürften

Titel Nr. 7486

Vorwort

Der Leser des vorliegenden Berichtes könnte zu der Annahme neigen, daß innerhalb des Faches Anaesthesie und Wiederbelebung bereits eine weitere Spezialisierung in Anaesthesiologie für einzelne Disziplinen, so z. B. der Hals-Nasen-Ohren- und Kieferheilkunde erfolge. Diese Schlußfolgerung würde jedoch nicht der Zielsetzung des Stuttgarter Kolloquiums über Fragen der Anaesthesie in der Hals-Nasen-Ohren- und Kieferheilkunde gerecht werden. Vielmehr war es dessen Anliegen, einige spezielle anaesthesiologische Probleme bei Eingriffen im Kopf- und Halsbereich mit Ausnahme der Neurochirurgie zu diskutieren. In der vorliegenden Zusammenstellung von Kurzfassungen der gehaltenen Referate und einer Wiedergabe der Diskussionen soll der interessierte Leser mit den Beobachtungen und Auffassungen einiger Anaesthesisten bekannt gemacht werden, die über besondere anaesthesiologische Erfahrungen bei hals-nasen-ohrenärztlichen und kieferchirurgischen Eingriffen verfügen.

Besonderer Dank gebührt Herrn Dr. BRÄUTIGAM für die in Stuttgart erwiesene herzliche Gastfreundschaft.

Hamburg und Mainz, im April 1966

K. HORATZ und H. KREUSCHER

Inhaltsverzeichnis

A. Referate

I. Anaesthesie in der HNO-Heilkunde

Die Technik der Anaesthesie bei HNO-ärztlichen Eingriffen (H. KREU-SCHER) 1

Vor- und Nachteile gebräuchlicher Anaesthesiemethoden im HNO-Bereich (H. MAUS) 7

Die Anaesthesie an der Hamburger Universitäts-Hals-Nasen-Ohren-Klinik (K. STURZENBECHER) 9

Vergleich verschiedener Einleitungsnarkotica für die Narkosetonsillektomie bei Kindern (M. KÖRNER) 12

II. Anaesthesie in der Zahn- und Kieferheilkunde

Die Anaesthesie bei kieferchirurgischen Eingriffen (D. MAYER) 13

Besonderheiten der Anaesthesie in der Kieferchirurgie (W. SCHILLI und K. L. SCHOLLER) 16

B. Diskussion

I. Anaesthesie in der HNO-Heilkunde 21
II. Anaesthesie in der Kieferchirurgie 33

Verzeichnis der Diskussionsredner

BRÄUTIGAM, K. H., Dr. med.	Leiter der Anaesthesieabteilung des Katharinenhospitals Stuttgart
HORATZ, K., Prof. Dr. med.	Ordinarius für Klinische Anaesthesiologie der Universitätskliniken Hamburg-Eppendorf
HARDER, H. J., Dr. med.	Leiter der Anaesthesieabteilung des Krankenhauses Schwabing, München
HAUBER, K., Dr. med.	München 19, Lechnerstraße 20
KIRSTEIN, Prof. Dr. med.	Direktor der Hals-Nasen-Ohren-Klinik des Katharinenhospitals Stuttgart
LAWIN, P., Dr. med.	Leiter der Anaesthesieabteilung des Krankenhauses Hamburg-Altona
OPDERBECKE, K. W., Dr. med.	Leiter der Anaesthesieabteilung des Städt. Krankenhauses Nürnberg
STIRLEN, G., Dr. med.	Leiter der HNO.-Abteilung des Nymphenburger Krankenhauses, München
WIEMERS, K., Prof. Dr. med.	Leiter der Anaesthesieabteilung der Chirurgischen Univ.-Klinik Freiburg im Breisgau
ZINDLER, M., Prof. Dr. med.	Vorstand der Abteilung für Anaesthesiologie der Universitätskliniken, Düsseldorf

Verzeichnis der Referenten

KÖRNER, M., Dr. med. — Chefarzt der Anaesthesieabteilung der Städtischen Krankenanstalten Krefeld

KREUSCHER, H., Priv.-Doz. Dr. med. — Oberarzt des Instituts für Anaesthesiologie der Universität Mainz

MAUS, H., Dr. med. — Leiter der Anaesthesieabteilung der Hals-Nasen-Ohren-Klinik des Klinikums Essen

MAYER, D., Dr. med. Dr. med. dent. — Kieferklinik des Katharinenhospitals Stuttgart

SCHILLI, W., Dr. med. — Kieferchirurgische- und Kieferorthopädische Abteilung der Univ.-Zahn- und Kieferklinik, Freiburg i. Breisgau

SCHOLLER, K. L., Dr. med. — Anaesthesieabteilung der Chirurgischen Universitäts-Klinik, Freiburg i. Breisgau

STURZENBECHER, K., Dr. med. — Universitäts-Hals-Nasen-Ohren-Klinik Hamburg-Eppendorf

Zur Technik der Anaesthesie bei HNO-ärztlichen Eingriffen

Von H. Kreuscher

Aus dem Institut für Anaesthesiologie (Direktor: Prof. Dr. R. Frey) der Johannes Gutenberg-Universität, Mainz

Wie in anderen operativen Disziplinen auch, bringen Eingriffe im Hals-Nasen-Ohren-Gebiet einige für das Fach spezielle anaesthesiologische Probleme mit sich. Hierbei dürfte die Anaesthesie bei Tonsillektomien und Adenotomien schon auf Grund ihrer Häufigkeit einer Diskussion wert sein. Die Problematik ist vielschichtig. Es ist bekannt, daß Tonsillektomien von zahlreichen HNO-Ärzten ohne Zusammenarbeit mit Fachanaesthesisten oder in der modernen Anaesthesie erfahrenen Mitarbeitern unter beschränkten äußeren Bedingungen — oft sogar in der Praxis — durchgeführt werden müssen. Es besteht kaum ein Zweifel, daß zahlreiche Tonsillektomien bei Kindern in Deutschland noch im sogenannten Chloräthyl-Ätherrausch in sitzender oder halbsitzender Position des Patienten durchgeführt werden. Die Möglichkeiten zur Verhinderung oder Behandlung von Zwischenfällen von seiten der Atmungsorgane und des Kreislaufs sind unter diesen Umständen oft unzulänglich. In einem gewissen Gegensatz dazu stehen die immer wieder gehörten Versicherungen erfahrener HNO-Ärzte, daß Zwischenfälle bei den alten Anaesthesieverfahren praktisch kaum vorkämen. Erst kürzlich erschien eine Übersichtsarbeit des schweizer Otologen Weder, der bei über 13000 Tonsillektomien nach der Sluderschen Methode in sogenannter Rauschnarkose keine ernsten Zwischenfälle beobachtet habe. Den Mitteilungen einzelner, besonders erfahrener Otologen kann, mit einigen Einschränkungen, gewiß Glauben geschenkt werden. Man muß allerdings berücksichtigen, daß es sich hier um sogenannte Erfolgsmeldungen — also um eine positive Auslese handelt. Die tatsächliche Frequenz der Zwischenfälle, zum Teil sogar mit tödlichem Ausgang, die dem Anaesthesieverfahren zur Last gelegt werden müssen, wird sich kaum eindeutig feststellen lassen. Nicht umsonst zeigt sich die Mehrzahl der Otologen den neuen Anaesthesieverfahren gegenüber sehr aufgeschlossen. Dem Mangel an Anaesthesisten und technischen Voraussetzungen dürfte es zuzuschreiben sein, daß moderne und sichere Anaesthesiemethoden zur Tonsillektomie und Adenotomie noch keine weitere Verbreitung in Deutschland gefunden haben.

Wenn von modernen Anaesthesiemethoden bei der Tonsillektomie und Adenotomie gesprochen wird, so sind damit im wesentlichen zwei Verfahren gemeint, die bei einer Diskussion miteinander konkurrieren können: Die *Intubationstechnik* und die *Insufflationstechnik* unter Verwendung des Boyle-Davis-Spatels oder ähnlicher Instrumente. Die Vorteile der Intubationsmethode liegen auf der Hand: Sichere Vermeidung von Aspirationszwischenfällen und die Möglichkeit einer assistierten oder kontrollierten Beatmung während der Operation. Durch Verwendung eines Kreislaufsystems kann Narkosegas eingespart und das Verfahren damit relativ wirtschaftlich gestaltet werden. Diesen Vorteilen stehen aber auch Nachteile gegenüber: Die notwendige Verwendung von Relaxantien und vor allem die Möglichkeit einer Irritation der leicht vulnerablen Schleimhaut des kindlichen Kehlkopfes. Wie fast jeder erfahrene Anaesthesist schon beobachten konnte, kann es zu Schleimhautschwellungen — besonders in der Gegend des Ringknorpels — und bei kleinen Kindern dann zu postoperativen Atemstörungen kommen. Solche Zwischenfälle sind besonders dann zu beobachten, wenn die endotracheale Intubation nicht sehr schonend durchgeführt oder der Tubus während der Operation häufig verschoben wurde. Die Vorteile des Boyle-Davis-Spatels ergeben sich aus der Vermeidung der Nachteile der Intubationstechnik: Vermeidung von Relaxantien, Vermeidung von Schleimhautirritationen des Kehlkopfes und Gewährleistung eines freien Operationsfeldes sowohl bei der Tonsillektomie wie auch bei der Adenotomie. Bei richtiger Lagerung des Patienten und Einstellung des Instrumentes bildet der Kehlkopfeingang den höchsten Punkt im Bereiche der Mund- und Rachenhöhle und befindet sich unter ständiger Sichtkontrolle durch den Operateur. Eine Aspiration kann dadurch während der Operation mit der gleichen Sicherheit vermieden werden wie durch einen Endotrachealtubus. Allerdings kann die Atmung nicht ohne weiteres kontrolliert werden, so daß eine stärkere Atemdepression durch geschickte Narkoseführung vermieden werden muß. Der Narkosemittelverbrauch liegt bei der Insufflationstechnik natürlich höher als bei Verwendung eines Kreissystems. Wir haben beide Methoden angewandt und uns nach längerer Prüfung für das Verfahren mit dem Boyle-Davis-Spatel entschieden. Allerdings beschränken wir seine Anwendung auf Kinder unter dem 8. bis 10. Lebensjahr. Bei älteren Kindern ist das Atemhubvolumen bereits so groß, daß ein sehr großer Insufflationsfluß angewendet werden muß, der einerseits den Operateur nicht unerheblich belästigt und andererseits das Verfahren unwirtschaftlich gestaltet. Von dieser Altersklasse ab wählen wir ebenfalls das Intubationsverfahren.

Halothan eignet sich für das Insufflationsverfahren besonders gut, da es sehr rasch an- und abflutet und frühzeitig zu einer ausgezeichneten Entspannung der Kiefermuskulatur führt. Nach Beendigung der Narkose erwachen die Kinder nach wenigen Minuten und sind dann im Besitz ihrer Schutzreflexe. Die atemdepressive Wirkung des Halothans erfordert allerdings im Hinblick auf die notwendige Spontanatmung bei der Insufflationstechnik eine besonders sorgfältige Dosierung. Die Möglichkeit zur Durchführung einer Elektrocoagulation kleinerer Blutungen muß wiederum als besonderer Vorteil gegenüber explosiblen Gasgemischen gewertet werden.

Zahlreiche niedergelassene Hals-Nasen-Ohren-Ärzte äußerten sich immer wieder sehr positiv über ihren Eindruck bei der Demonstration dieses Verfahrens und wollen dann wissen, ob und wie sie diese Methode in ihrer Praxis einführen können ohne die Möglichkeit einer Zusammenarbeit mit einem Anaesthesisten. Es ist wirklich sehr schwer und verantwortungsreich, die Kollegen in dieser Frage zu beraten und ich möchte dieses — jedenfalls bei uns in Mainz häufig auftretende Problem gerade in diesem Kreise zur Diskussion stellen. Natürlich ist die Verwendung solcher Anaesthesieverfahren ohne Anaesthesisten — sondern mit ärztlichem Hilfspersonal — ein grundsätzlich unerwünschter Kompromiß. Andererseits darf man die derzeitige Situation der kleineren Krankenhäuser in Deutschland nicht ignorieren. Es entsteht also die Frage, ob die Vorteile moderner Anaesthesieverfahren gegenüber den Nachteilen der herkömmlichen Methoden so erheblich sind, daß man den Kollegen empfehlen soll, sich mit den modernen Anaesthesiemethoden an größeren Kliniken unter der Anleitung von Fachanaesthesisten vertraut zu machen und sich in ihrer Praxis umzustellen. Es werden noch viele Jahre vergehen, bis genügend Fachanaesthesisten niedergelassen sind, die jedem Otologen eine Zusammenarbeit ermöglichen. Wir sind in Mainz in den letzten 3 Jahren so verfahren und verschiedene HNO-Ärzte haben sich entsprechend umgestellt. Trotzdem warten diese Kollegen dringend auf die Möglichkeit, mit einem Anaesthesisten zusammenarbeiten zu können. Ein weiteres Problem in diesem Zusammenhang sind die relativ hohen Kosten der Lachgas-Halothan-Anaesthesie und der dafür erforderlichen Apparatur. Es wäre wünschenswert, wenn die Krankenkassen diese Mehrkosten im Interesse des Patienten und nicht zum Nachteil des Arztes tragen würden. Entsprechende Verhandlungen sind bereits im Gange.

Ich möchte nun auf ein anderes Problem eingehen: Die *Blutungsminderung* bei Eingriffen im Bereiche der Nebenhöhlen und der Nase. Früher wurden die meisten Eingriffe in diesem Bereich in Lokalanaesthesie mit Adrenalinzusatz durchgeführt und der Operateur war ein relativ blutarmes Operationsfeld gewohnt. Als wir aus Gründen der Sicherheit und des Komforts auch bei Nebenhöhlenoperationen und Nasenkorrekturen die Intubationsnarkose einführten, klagten die operierenden Kollegen häufig über die starke Blutung, besonders nachdem wir auch noch Bedenken gegen die Anwendung von Adrenalin zusammen mit Halothan äußerten. Tatsächlich waren die Blutverluste bei Stirnhöhlenoperationen oder doppelseitigen Kieferhöhlenausräumungen oft so erheblich, daß Bluttransfusionen durchgeführt werden mußten. Das war dem HNO-Arzt bisher unbekannt und man äußerte nicht unerhebliche Zweifel an den Vorteilen der Intubationsnarkose für diese Eingriffe. Es boten sich 3 Möglichkeiten, die Blutungsneigung einzuschränken:

Die erste Möglichkeit — die dem HNO-Arzt gewohnte sitzende Position des Patienten — mußten wir aus kreislaufdynamischen Gründen ablehnen.

Die Durchführung einer kontrollierten Hypotension mit Trimetaphan bot sich als weitere Möglichkeit einer Blutungsminderung an. Dieser Eingriff in die Kreislaufregulation ist jedoch nicht unerheblich und sein Risiko steht kaum in einem vertretbaren Verhältnis zur Größe des Eingriffes. Bei älteren Patienten sollte das Verfahren überhaupt vermieden werden. Wir verwenden eine kontrollierte Hypotension gelegentlich bei sehr blutreichen und ausgedehnten Stirnhöhlenoperationen, wenn es sich um jüngere Patienten handelt.

Der dritte Weg war die Beibehaltung der lokalen Anwendung von Vasokonstringentien. Wir haben bei zahlreichen Patienten das Verhalten des Kreislaufes fortlaufend beobachtet und konnten bei vorsichtiger Dosierung sowohl des Halothans wie auch des Adrenalins bei guter Beatmung keine Rhythmusstörungen beobachten. Wir sind zur Zeit im Begriff, noch einige experimentelle Untersuchungen zu dieser Frage durchzuführen. Nach unseren Erfahrungen verhält es sich bei der Adrenalin-Halothankombination ähnlich wie mit der Curare-Halothankombination. Das Problem — nämlich Rhythmusstörungen bei der einen, Blutdruckabfall bei der anderen besteht, — entsteht aber durch zu hohe Dosierung des einen wie des anderen Pharmakons. Wägt man die Vor- und Nachteile der vermehrten Blutung mit evtl. notwendiger Bluttransfusion, der kontrollierten Hypotension und der lokalen Anwendung von Vasokonstrigentien gegeneinander ab, so entschieden wir uns für die Vasokonstrigentien und wenden die kontrollierte Hypotension nur bei strengster Indikation an.

Die *Laryngektomie* — meist kombiniert mit einer Neck-Dissection — gehört wohl zu den größten und langdauerndsten Eingriffen im HNO-Fachgebiet. Lassen Sie mich darum einige Worte zu der damit verbundenen anaesthesiologischen Problematik sagen.

Zunächst können wir beobachten, daß es sich meist um ältere Menschen handelt, die je nach Ausdehnung ihres Tumors und einer evtl. vorangegangenen Strahlenbehandlung in reduziertem Allgemeinzustand sind. In Anbetracht dieser Umstände hat es sich immer wieder bewährt, die Patienten vor der Operation einer besonders gründlichen Untersuchung und Behandlung etwa vorliegender organischer oder humoraler Störungen zu unterziehen. Wir haben bei sehr vielen Patienten — besonders bei vorangegangener radiologischer Behandlung — Störungen im Eiweißhaushalt gesehen. Präoperative Plasma- oder Humanalbumininfusionen haben nach dem heutigen Stand unseres Wissens in solchen Fällen einen günstigen Effekt auf die manchmal nicht ganz unproblematische Heilung. Dies bezieht sich besonders auf die Schlundnähte, die nicht nur aus mechanischer Ursache zur Dehiszenz neigen. Störungen des Elektrolyt- und Wasserhaushalts infolge häufigen Erbrechens und mangelhafter Ernährung im Verlaufe einer Strahlenbehandlung spielen heute eine untergeordnete Rolle, da der „Röntgenkater" zumindest bei diesen Patienten äußerst selten geworden ist.

Von großem praktischen Interesse für den Anaesthesisten ist jedoch der Zustand des Kehlkopfes. Wer sich nicht vor Beginn der Anaesthesie gründlich über den laryngoskopischen Befund orientiert, kann bei der endotrachealen Intubation böse Überraschungen erleben. Bei stenosierenden oder exulcerierenden Tumoren des Kehlkopfes empfiehlt sich immer die *vorangehende Tracheotomie* in Lokalanaesthesie. Die gewaltsame Intubation durch den erkrankten Kehlkopf kann nicht nur technisch schwierig, sondern auch von starken Blutungen begleitet sein. Darüber hinaus tragen die Manipulationen durch den Anaesthesisten sicher dazu bei, den Einbruch von Carcinomzellen in die Lymphspalten oder sogar in Blutgefäße zu fördern. Ich halte die Entscheidung über eine primäre Tracheotomie für das wesentliche Problem, das von Anaesthesist und HNO-Arzt gemeinsam gelöst werden muß. Darüber hinaus aber gelten die allgemeinen anaesthesiologischen Regeln und Grundsätze, die eigentlich keiner weiteren Diskussion bedürfen. Bei der Laryngektomie verwenden wir ausschließlich Woodbridge-Tuben. Während man bei der orotrachealen Intubation darauf achten muß, daß der Tubus genügend weit in die Trachea vorgeschoben wird damit nicht die Luftmanschette im Operationsfeld zu liegen kommt, besteht bei Einführung des Tubus über das Tracheostoma die große Gefahr, daß die Tubusspitze über die Bifurkation hinaus in einen Hauptbronchus geschoben wird. Durch die operativen Manipulationen kommt es auch gelegentlich vor, daß dadurch der Tubus allmählich distal wandert. Wir prüfen darum während des Verlaufes immer wieder die einwandfreie Beatmung beider Lungen. Da es sich in der Regel um langdauernde Eingriffe handelt, sind wir dazu übergegangen, die Atmung des Patienten zu assistieren oder zu kontrollieren, denn die langdauernde Zufuhr der Narkosemittel, besonders des Halothans, führt doch zu einer zunehmenden Atemdepression mit Hyperkapnie. Ähnlich wie in anderen operativen Disziplinen wenden wir bei Risikopatienten auch hier besonders gern die *Neuroleptanalgesie* an.

Lassen Sie mich die Neuroleptanalgesie in der Hals-Nasen-Ohren-Heilkunde als Stichwort für einige Bemerkungen zu diesem Verfahren benutzen. Wir befassen uns seit fast 5 Jahren mit dieser Anaesthesietechnik und haben schon mehrfach über unsere Erfahrungen und Untersuchungen berichtet. Den Anstoß dazu gaben in der HNO-Klinik die Stapesoperationen. Die Operateure bestanden darauf, während der Operation Hörprüfungen durchführen zu können. Die örtliche Betäubung des Innenohres erwies sich aber in den meisten Fällen als unzureichend. Das hatte zur Folge, daß von den Patienten die absolut notwendige motorische Ruhe während des Eingriffes nicht eingehalten wurde. Wiederholte intravenöse Dolantininjektionen brachten auch nicht den gewünschten Erfolg — ganz abgesehen davon, daß bei genügender Dosierung zur Analgesie Übelkeit oder gar Erbrechen auftrat. Aus diesem Grunde haben wir bei diesen Patienten eine Neuroleptanalgesie mit Haloperidol und fraktionierten Dosen Dextromoramid und später Phenoperidin durchgeführt. Das Verfahren bewährte sich ausgezeichnet und die Operateure wollten es nicht mehr missen. Inzwischen ist jedoch von Seiten der HNO-Ärzte ein Wandel eingetreten: Intraoperative Hörprüfungen werden nicht mehr als notwendig betrachtet. Aus diesem Grunde ist die bis dahin fast absolute Indikation zur Anwendung der Neuroleptanalgesie hinfällig geworden. Heute werden in Mainz die meisten Stapesoperationen in normaler Intubationsnarkose durchgeführt; es sei denn, daß wir die Neuroleptanalgesie wegen eines besonderen anaesthesiologischen Risikos anwenden.

Vor- und Nachteile gebräuchlicher Anaesthesiemethoden im HNO-Bereich

Von **H. Maus**

Aus der Anaesthesieabteilung (Leiter: Dr. HEINZ MAUS) der Hals-Nasen-Ohren-Klinik des Klinikums Essen

Die Frage, ob der Intubations- oder der Insufflationsmethode bei der Tonsillektomienarkose der Vorzug zu geben ist, wird immer noch lebhaft diskutiert. Zweifellos hat aber die Intubation in den letzten Jahren viele Anhänger gefunden. Die Vorteile der Intubation bei der Tonsillektomienarkose bestehen in der Vermeidung von Aspiration und Laryngospasmus während des Eingriffes sowie in der Möglichkeit, die Narkose flacher zu halten als bei der Insufflationsmethode, so daß der Gesamtorganismus weniger belastet wird und die myokardiale Depression — insbesondere bei Anwendung von Halothan — geringer ist. Darüber hinaus besteht bei Anwendung der Intubation keine Notwendigkeit, die Tonsillektomie am hängenden Kopf auszuführen. Auch bei kurzdauernden Eingriffen, wie z. B. Adenotomien, ist auf eine ausreichende pharmakologische Dämpfung der Reflexe zu achten, die im Bereich der Halsregion erst im Narkosestadium III/1—2 erzielt wird. Aus diesem Grunde hat man den „Narkoserausch" in seiner ursprünglichen Form, d. h. der Erzeugung des Stadium analgeticum, bei hals-nasen-ohren-ärztlichen Eingriffen nie ernsthaft diskutiert. Bei den sog. Rauschnarkosen mit Chloräthyl und Divinyläther handelt es sich in Wirklichkeit oft um tiefe Kurznarkosen, die bei sitzender Position des Patienten mit der Gefahr der Aspiration und bei zu raschem Anfluten mit der Gefahr des Kreislaufkollapses und der initialen Herzlähmung verbunden sind. Durch die heute bevorzugte Verwendung sehr potenter Inhalationsnarkotika kann die Steuerung einer oberflächlichen Narkose mit gedämpften vagalen Reflexen, jedoch erhaltenen Schutzreflexen schwierig sein. Sehr leicht wird dieses charakteristische Narkosestadium überschritten und eine tiefe Allgemeinnarkose erzeugt. In der Essener HNO-Klinik besteht daher die Tendenz, auch die kleinen Eingriffe in endotrachealer Intubation durchzuführen, wobei der geringe technische Mehraufwand durch die ungleich höhere Sicherheit aufgewogen wird. Dieses Bestreben entspricht dem Grundsatz, bei bestehender Aspirationsgefahr eine endotracheale Intubation durchzuführen.

Zu den anaesthesiologischen Risikofällen einer Hals-Nasen-Ohren-Klinik gehört die Fremdkörperextraktion aus dem Tracheobronchialsystem bei Kleinkindern. Hierbei bewährte sich die Beatmungsbronchoskopie in Halothannarkose und Muskelrelaxierung. Mit dieser Technik kann der Anaesthesist zu jeder Zeit den Gasaustausch und die Narkosetiefe während des Eingriffes kontrollieren, so daß der Operateur ohne Zeitnot die technisch oft schwierige Extraktion möglichst atraumatisch durchführen kann. Bei der Extraktion von Fremdkörpern aus dem Oesophagus ist wegen der engen Verhältnisse bei Kleinkindern oft eine Narkose ohne Intubation erwünscht. Vor dem Einführen des Oesophagoskops führen wir eine ausgiebige Hyperventilation durch, weil das Instrument nicht selten die Atemwege mechanisch verlegt. Gegebenenfalls muß das Instrument zwischenzeitlich entfernt und erneut eine Hyperventilation durchgeführt werden. Vorbedingung für das Gelingen dieser Risikoeingriffe ist die vorherige Absprache und die enge Zusammenarbeit zwischen Operateur und Anaesthesist.

Aus der Sicht des Anaesthesisten in der HNO-Klinik bestehen die besonderen Fortschritte nicht nur in der Einführung neuer Anaesthesiemittel, sondern besonders auch in der Anwendung moderner Anaesthesieverfahren. Hierzu sind außer der endotrachealen Intubation das Prinzip der Brustwandbeatmung und die Beatmungsbronchoskopie zu zählen. Die Brustwandbeatmung erschließt bei endolaryngealen Eingriffen in operativer und anaesthesiologischer Hinsicht neue Möglichkeiten. Mit der Beatmungsbronchoskopie lassen sich endobronchiale Eingriffe ohne Zeitnot sicherer und schonender für den Patienten ausführen.

Die Anaesthesie an der Hamburger Universitäts-Hals-Nasen-Ohren-Klinik

Von **K. Sturzenbecher**

Aus der Univ.-Hals-Nasen-Ohren-Klinik (Direktor: Prof. Dr. LINK)
Hamburg-Eppendorf

An der Hamburger Univ.-HNO-Klinik kommen folgende *Anaesthesie-Methoden* zur Anwendung:

1. Zunächst wird die *Lokalanaesthesie* noch häufig angewandt, und zwar die *Schleimhaut-*, die *Infiltrations-* und die *Leitungs-Anaesthesie*, jeweils allein oder in entsprechenden Kombinationen bei P.E., K.H.-Spülung, Erwachsenen-T.E., Septumresektion, Laryngofissuren, kleinen Tumoren, Stellatumblockaden; — häufig bei Endoskopien, Myringoplastiken, Paukenrevisionen, Stapeseingriffen, Tracheotomien; — mitunter bei K.H.-Op., Speicheldrüsen-Op., Ohrmuschelplastiken und z. T. bei Kehlkopf-Teilresektionen usw.

2. Gelegentlich greifen wir bei Kurzeingriffen auf die *intravenösen Narkosen* zurück mit *Barbituraten* bzw. *Epontol* stets mit zusätzlicher Sauerstoffgabe, gegebenenfalls *Steroid-Narkose* bei Risikofällen.

3. Weiterhin benutzen wir die üblichen *Maskennarkosen* mit *Lachgas* (u. a. bei Verbandswechsel, Parazentesen, einfachen Kurzeingriffen), *Lachgas-Halothan* (u. a. Narkoseeinleitung bei Endoskopien, Antrotomien bei Kleinkindern, Einleitung zur A.T. und T.E. bei Kindern im Negus-Verfahren) und ganz gelegentlich mit *Lachgas-Äther* (Kinder-Endoskopien).

4. Hauptsächlich verwenden wir jedoch die *Intubationsnarkosen*, und hier vorwiegend die *Halothan-Lachgas*-Narkosen bei oraler bzw. nasaler Intubation nach Barbiturateinleitung + Pantolax, meist bei erhaltener Spontanatmung.

Bei vorauszusehenden *Intubationsschwierigkeiten* (z. B. Kieferklemmen verschiedener Genese, Kieferfrakturen, großen Pharynx- und Zungentumoren bzw. -schwellungen, HWS-Veränderungen) intubieren wir ohne

Relaxans, entweder sehr selten in Lokalanaesthesie oder in Halothan-Lachgas-Vollnarkose mit zusätzlicher Schleimhautanaesthesie. Meist wählen wir von vornherein die *blinde nasale Intubation*.

An *Narkosemitteln* verwenden wir bei Intubationsnarkosen stets *Lachgas*, nur noch selten *Äther*, meist *Halothan*, oft *Neuroleptanalgesie*, vielfach zusätzlich *Curare* in den verschiedensten, auf den einzelnen Fall und den jeweiligen Eingriff abgestimmten Kombinationen. Grundsätzlich wählen wir eine Intubationsnarkose bei großen Halseingriffen, Laryngektomien, Nasennebenhöhlen-Op., Kieferresektionen, größeren Ohroperationen, blutreichen Eingriffen im Nasen-, Rachen-, Nasen-Rachen-Raumbereich (NR-Fibrom), Zungenresektionen, den meisten plastischen Eingriffen und bei Mediastinoskopien. Bei entzündlichen Prozessen bzw. Tumoren im Pharynx- und Larynxbereich geht gegebenenfalls der Vollnarkose eine prophylaktische Tracheotomie in Lokalanaesthesie voraus.

Die Besonderheiten vieler Eingriffe des HNO-Fachgebietes verlangen — ebenso wie auch in der Kieferchirurgie — *spezielle Anaesthesie-Methoden*. Eingriffe im *Negus*-Verfahren in Lachgas-Halothan-Narkose verwenden wir sehr zufriedenstellend bei nahezu allen Kindertonsillektomien und bei allen Adenotomien. Nur in Sonderfällen, z. B. Tonsillektomie bei Erwachsenen oder Absceßtonsillektomie, intubieren wir oral oder nasal. Der Halothan-Verbrauch schwankte hierbei je nach Operateur und Anaesthesisten bei einer Adenotomie zwischen $4-7$ cm^3 (= $2,76-4,83$ DM — Apothekenpreis November 1964) und bei einer Adenotomie + Tonsillektomie zwischen $12-21$ cm^3 (= $8,28-14,49$ DM).

Ein besonderes Narkoseproblem stellen *operative Eingriffe* im *Glottisbereich* dar, wie z. B. Abtragung von Kehlkopfpapillomen in Vollnarkose. Wir verwenden hierzu ein Tracheoskop ohne seitliche Rohröffnungen, aber mit Narkoseanschlußstutzen. Damit wird der Patient nach i.v. Barbiturat-Pantolax- bzw. Halothan-Lachgas-Pantolax-Gabe und nach Einschieben des Rohres eben durch die Glottis intensiv einige Zeit mit einem Halothan-Lachgas-Gemisch überventiliert. Nach Zurückziehen des Rohres aus der Glottis kann man bei voll entspanntem Patienten kurzfristig im völlig überschaubaren Glottisbereich arbeiten. Nach wiederholter Hyperventilation und Pantolax-Gabe kann nach dieser Methode einige Zeit weitergearbeitet werden. Außerdem wenden wir häufig die bekannte Intubations-Wechseldruck-Beatmungsmethode mit einem dünnen Spiraltubus an. Eine Kombination beider Methoden, d. h. zunächst Intubation und Wechseldruck-Beatmung und abschließend Benutzung des Tracheoskops, erwies sich als am vorteilhaftesten.

Bronchoskopien führen wir nur gelegentlich in Lokalanaesthesie, meist jedoch als Beatmungsbronchoskopie in üblicher Weise durch, bei Kindern öfters in alleiniger Halothan-Lachgas-Narkose nach vorhergehender Lokalanaesthesie des Kehlkopfes.

Oesophagoskopien erfolgen entweder in gutsitzender Lokalanaesthesie oder in oraler Intubationsnarkose bei relaxiertem Patienten, — bei Kindern gelegentlich wieder allein in Halothan-Lachgas-Narkose. Ganz selten greifen wir bei Kindern auf die Äther-Lachgas-Narkose zurück.

Mediastinoskopien werden grundsätzlich in Intubationsnarkose vorgenommen.

Die *Reposition* von *Nasenbeinfrakturen* wird bei kleineren Eingriffen in Lokalanaesthesie, meist aber wegen des oft sehr blutreichen Eingriffes in Intubationsnarkose vorgenommen, bei ambulanten Eingriffen nach Halothan-Lachgas-Masken-Einleitung zusätzlich Pantolax.

An der Hamburger HNO-Klinik wurden über längere Zeit sämtliche anfallenden Operationen in *Neuroleptanalgesie* durchgeführt. Es handelte sich um einen Querschnitt aller in unserem Fachgebiet vorkommenden Operationen, einschließlich der großen Tumoroperationen (Laryngektomie + Neck-Dissection, Kieferresektionen beiderseits, Nasen-Rachen-Tumoren u. a.). Bis auf einige Ausnahmen war die Neuroleptanalgesie bei all diesen Eingriffen voll befriedigend, sofern man die Patienten stets intubierte und die NLA zusammen mit Lachgas behutsam und der jeweiligen Operation angemessen steuerte.

Vergleich verschiedener Einleitungsnarkotica für die Narkosetonsillektomie bei Kindern

Von **M. Körner**

Aus der Anaesthesieabteilung (Chefarzt: Dr. MANFRED KÖRNER)
der Städt. Krankenanstalten Krefeld

Die Adenotonsillektomie bei Kindern wird an der Hals-Nasen-Ohren-Klinik der Städtischen Krankenanstalten Krefeld in Halothan-Lachgasnarkose bei endotrachealer Intubation durchgeführt. Bei 160 Kindern wurden Lachgas-Halothan, Propanidid, Methohexital und Hexobarbital als Einleitungsnarkotica miteinander verglichen und die Ergebnisse statistisch ausgewertet. Die Abwehr der Kinder auf die Narkoseeinleitung war bei den 3 Injektionsnarkotica sehr gering und etwa gleich stark ausgeprägt. Die geringste Excitation wurde bei Anwendung von Propanidid und Methohexital beobachtet. Die Stärke der intraoperativen Blutung war bei allen 4 Einleitungsverfahren gleich. Die Aufwachphase war nach Anwendung von Hexobarbital häufig langdauernd. Zwischen den anderen Narkosemitteln bestanden nur geringfügige Unterschiede. Nach Anwendung von Propanidid erwachten die Kinder besonders rasch. Nach Hexobarbital trat häufig motorische Unruhe während und nach der Aufwachphase auf. In bezug auf die Häufigkeit des postoperativen Erbrechens zeigte sich bei allen 4 Verfahren kein Unterschied.

Auf Grund dieser Ergebnisse leiten wir die Narkose für die Tonsillektomie bei Kindern bis etwa 7–8 Jahren mit Lachgas-Halothan, bei älteren Kindern und bei Erwachsenen mit Propanidid oder Methohexital ein.

Die Anaesthesie bei kieferchirurgischen Eingriffen

Von **D. Mayer**

Aus der Kieferklinik des Katharinenhospitals Stuttgart
(Chefarzt: Dr. Dr. med. U. RHEINWALD)

Die Allgemeinbetäubung in der Kieferchirurgie stellt den Anaesthesisten vor eine Reihe besonderer Schwierigkeiten. Diese vorwiegend technischen Schwierigkeiten waren die Ursache, daß jahrzehntelang selbst bei größten kieferchirurgischen Operationen wie Kieferresektionen und Gesichtsplastiken, die lokale oder Leitungsanaesthesie als Methode der Wahl angesehen wurde. Im Vordergrund der Problematik stehen das gemeinsame Arbeitsgebiet von Anaesthesist und Operateur im Kopfbereich des Patienten und die Gefahr der Aspiration von Blut, Speichel und anderen Fremdkörpern. Darüber hinaus kommt es bei manchen Eingriffen im Kieferbereich sehr leicht zu Verlegungen der Atemwege, wenn bei Plastiken im Mundboden oder Teilresektion des Unterkiefers im Kinnbereich die Zunge ihres natürlichen Haltes beraubt wird und nach hinten absinkt. Erst durch die Einführung der endotrachealen Intubationstechnik konnte sich die Allgemeinanaesthesie in der Kieferchirurgie durchsetzen. Durch die Intubationsnarkose werden die Schwierigkeiten einer Allgemeinnarkose für kieferchirurgische Operationen nicht nur behoben sondern sogar in idealer Weise gelöst. Aufblasbare Luftmanschetten, Rachentamponade und Spiraltuben verhindern mit Sicherheit die Aspiration von Fremdkörpern und sichern den unbehinderten Gasaustausch bei Garantie eines freien Arbeitsgebietes im Bereich der Mundhöhle. Besonders vorteilhaft hat sich die Allgemeinanaesthesie auch bei operativen Eingriffen wegen Spaltenbildungen erwiesen. So wird heute der operative Verschluß von Lippen-Kiefer-Gaumen-Spalten in der Stuttgarter Klinik ausschließlich in Intubationsnarkose durchgeführt. Lippen- und Gaumenplastiken am nicht narkotisierten Kind werden zu einer erheblichen Belastung für den Operateur.

Abwehrbewegungen des Kindes können den Operationserfolg in Frage stellen. So sind die heute erreichbaren optimalen funktionellen und kosmetischen Ergebnisse in der Spaltenchirurgie erst durch die Intubationsnarkose möglich geworden. Denn erst jetzt ist es möglich, die Lippenstümpfe exakt auszumessen, die Läppchen millimetergenau aufzuteilen und ihre Vereinigung sorgfältig durchzuführen. In der Stuttgarter Klinik werden operative Eingriffe an Säuglingen in der Regel nicht vor dem 4. Lebensjahr vorgenommen. Die Kinder müssen in gutem Allgemeinzustand sein und eine ansteigende Gewichtskurve aufweisen.

Unterschiedlich sind die Angaben über die Größe des Blutverlustes bei Spaltenoperationen. Im allgemeinen wird der tatsächliche Blutverlust leicht unterschätzt. Bei allen größeren Eingriffen an Säuglingen wird daher eine Venae sectio der Vena saphena am Innenknöchel durchgeführt, um über diesen Weg jederzeit eine Volumenersatztherapie durchführen zu können. Gleichzeitig ist damit die Möglichkeit gegeben, während der ersten postoperativen Tage eine parenterale Ernährung durchzuführen. Auf diese Weise wird das Operationsgebiet geschont und die Heilung gefördert. Die endotracheale Intubation erfolgt bei den Kindern fast ausschließlich auf oralem Wege. Eine Behinderung des Operateurs kommt selbst bei Eingriffen an der hinteren Rachenwand durch die orale Tubusführung nicht vor. Mit dem Mundsperrer von DOTT und KILNER kann der Tubus gut abgeleitet werden. Die Tubusführung bei Erwachsenen erfolgt je nach Operationsgebiet und zu erwartendem Operationsverlauf. Bei Zungenresektionen und Gaumenplastiken ist wegen der besseren Übersicht die nasale Intubation vorzuziehen. Ebenso wird bei Operationen, in deren Verlauf die Einstellung der Zahnreihenokklusion erforderlich ist, eine nasale Intubation durchgeführt. Bei Vorliegen normaler anatomischer Bedingungen stellt die Technik der endotrachealen Intubation für den geübten keine Schwierigkeit dar. Bei Erkrankungen im Bereich der oberen Luftwege kann aber die Laryngoskopie auf erhebliche Schwierigkeiten stoßen. Dies ist besonders der Fall bei Vorliegen einer Prognathie, Mikrogenie oder auch bei arthrogener Kieferklemme sowie bei Vorhandensein raumbeengender Prozesse im Bereich der Mund- und Rachenhöhle. Nur in sehr schwierigen Fällen muß eine Tracheotomie durchgeführt werden. Für kurzdauernde kleinere Eingriffe im Bereich der Mundhöhle wird auf die Durchführung einer endotrachealen Intubation verzichtet. Statt dessen werden die oberen Luftwege mit einem Nasopharyngealkatheter freigehalten und die Narkose nach Einleitung mit einem kurzwirkenden Barbiturat mit einem Sauerstoff-Stickoxydul-Halothangemisch unterhalten. Bei Verwendung eines Nasopharyngealtubus muß die korrekte Lage des schrägen Tubusendes im Mesopharynx kontrolliert werden, da es vorkommen kann, daß der Insufflationskatheter selbst bei sorgfältiger Technik besonders im Bereich der Gaumentonsillen unter die Rachenschleimhaut gerät. Wird dieses Ereignis nicht bemerkt, kann es leicht zu einem lebensgefährdenden Gasemphysem kommen.

Auch in den Kieferkliniken erscheinen heute immer häufiger Patienten, die eine zahnärztlich-chirurgische Behandlung in Narkose fordern und eine örtliche Betäubung ablehnen. Das mag zum Teil an der psychischen Überforderung vieler Menschen unserer Zeit liegen, in der viele weder gewohnt noch gewillt sind Schmerzen zu erdulden, selbst wenn diese nur geringer Art sind. Das führt dazu, daß zahlreiche Patienten, die sonst peinlich gepflegt sind, ihr Gebiß völlig vernachlässigen. Seltsamerweise nehmen solche Patienten häufig Operationen in anderen Körperregionen gelassen hin. Amerikanische und zum Teil auch deutsche Kollegen sind seit einiger Zeit dazu übergegangen, die sog. "full-mouth-rehabilitation" in Intubationsnarkose durchzuführen. Bei dieser Technik ist es das Ziel, in einem Operationsgang unter Vollnarkose alle schmerzhaften Eingriffe wie Zahnextraktionen, Präparationen an Zahnkavitäten sowie das Beschleifen der Zähne zur Aufnahme von Kronen und Brücken durchzuführen.

Besonderheiten der Anaesthesie in der Kieferchirurgie

Von **W. Schilli** und **K. L. Scholler**

Aus der kieferchirurgischen und kieferorthopädischen Abteilung (Vorstand: Prof. Dr. Dr. J. Eschler) der Univ.-Zahn- und Kieferklinik (Direktor: Prof. Dr. H. Rehm) und der Anaesthesieabteilung (Vorstand: Prof. Dr. K. Wiemers) der Chirurgischen Universitätsklinik (Direktor: Prof. Dr. H. Krauss) Freiburg im Breisgau

Die Intubationsnarkose bedeutet für Patient und Operateur im Fachgebiet der Kieferchirurgie eine große Erleichterung und Hilfe. Zwar sind fast alle Eingriffe in diesem Gebiet in Lokal- oder Leitungsanaesthesie möglich, jedoch werden infolge der starken sensiblen Innervierung und reichlichen Gefäßversorgung relativ große Mengen an Lokalanaestheticum benötigt. Kurzfristige Verlegungen der oberen Luftwege durch Blut oder Sekrete sind in Lokalanaesthesie nicht immer vermeidbar. Auch der gut sedierte Patient wird dann unruhig und erschwert die Fortführung der Operation. Eine Intubation bietet dagegen dem Patienten Sicherheit vor einer Aspiration und dem Operateur einen ungestörten Verlauf des Eingriffs. Folgende Besonderheiten sind dabei vom Anaesthesisten zu bedenken:

1. Das Arbeitsgebiet des Operateurs ist meist die Mundhöhle. Der Anaesthesist hat deshalb ohne Unterbrechung der Operation keine Gelegenheit, die Lage und den Sitz des Tubus zu korrigieren oder die Trachea abzusaugen.

2. Häufig ergeben sich veränderte anatomische Verhältnisse der oberen Luftwege. Die Intubation kann dadurch außerordentlich schwierig sein. Eine Kieferklemme erfordert die nasale Intubation ohne Sicht, deren Durchführung mehrfach ausführlich beschrieben worden ist [1, 2, 3].

3. Nach plastischen Eingriffen in der Mundhöhle darf bei der Extubation und beim Absaugen das Operationsergebnis nicht beeinträchtigt werden. Manche Eingriffe erfordern postoperativ eine Fixierung des Unterkiefers an den Oberkiefer. Da der Patient den Mund nicht öffnen kann, muß der Magen durch eine Sonde bis zum Abklingen der Gefahr postoperativen Erbrechens leer gehalten und orales Wundsekret abgesaugt werden.

Schon einfache dentogene Abscesse in den großen Gesichtslogen können dem Anaesthesisten überraschend Schwierigkeiten bereiten. Bei einer gleichzeitigen Kieferklemme muß meist blind nasal intubiert werden (Abb. 1). Gewaltsames Öffnen des Kiefers bringt die Gefahr des Abpressens von Absceßinhalt in den Parapharyngealraum mit sich. Bei Atemnot und

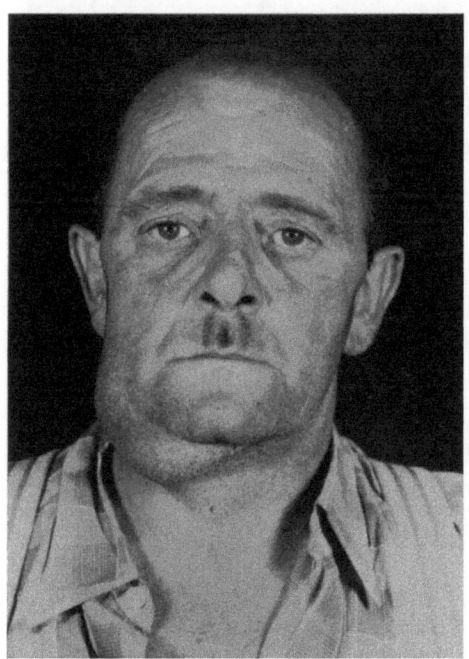

Abb. 1. Dentogener Absceß in der Submandibularloge. Totale Kieferklemme und Verlagerung der Epiglottis

Stridor durch zusätzliche Verlagerung und Schwellung von Zungengrund und Epiglottis müssen gelegentlich operative Maßnahmen zur Freihaltung der Atemwege ergriffen werden. Die Einleitung einer Allgemeinnarkose erfordert bei diesen Patienten eine besonders subtile Dosierung der Narkotica. Mißlingt die Intubation trotz Anwendung von Intubationshilfen, z. B. der Einführung des Trachealtubus über einen Thiemannkatheter [5, 6], sollte mit einer Tracheotomie vor dem eigentlichen Eingriff nicht gezögert werden. Bei bedrohlichen Situationen ist an eine intratracheale Sauerstoffinsufflation zu denken [4, 7], bis die Tracheotomie ausgeführt ist. Auch für die postoperative Phase dieser Patienten wird ein Tracheotomiebesteck in Bereitschaft gehalten.

Bei Oberkieferfrakturen mit Lossprengung von der Schädelbasis (Le Fort II und III) soll der nun bewegliche Oberkiefer nicht weiter dislociert werden. Durch forciertes „Arbeiten" mit dem Laryngoskop können

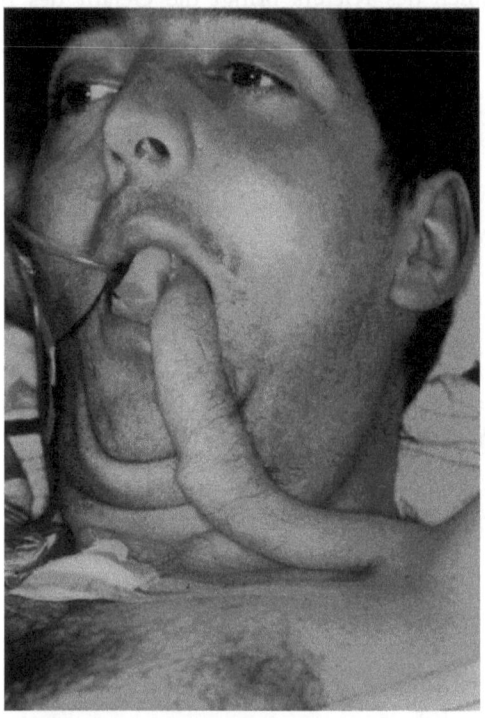

Abb. 2. Rundstiellappen zur Deckung eines großen Gaumendefektes. Eine Nahtdehiszenz im Implantationsgebiet muß durch dauernde Beugestellung des Kopfes während der Entfernung des nasalen Tubus und in der Heilungsphase (Kopfschultergips) vermieden werden. Im Bild sichtbar ist außerdem die Magensonde und die Sperre aus Kunstharz, die mit einem Faden gesichert ist

indirekt Gefäße und Nerven der Schädelbasis verletzt werden. Eine nasale Intubation ist auch hier zweckmäßig, um die Okklusion der Zähne kontrollieren zu können.

Unter den plastischen Eingriffen stellt die Einpflanzung extraoraler Rundstiellappen in die Mundhöhle besondere Anforderungen. In- und Extubation darf trotz enger Verhältnisse und schlechter Sicht nur bei gebeugtem Kopf geschehen (Abb. 2).

Bei der Schmerzausschaltung zur Korrektur von Lippen-Kiefer-Gaumen-Spalten sind Erfahrungen in der Säuglings- und Kinderanaesthesie wertvoll. Lippenspalten werden im 3. bis 4. Lebensmonat korrigiert und oral intubiert. Gaumenspalten kommen im 3. bis 4. Lebensjahr zur Operation, sie werden, wenn möglich, nasal intubiert (Abb. 3). Auf präoperative Erkrankungen (Aspirationspneumonie) oder Fehlbildung des Herzens, sollte geachtet werden.

Über die Anaesthesie von Säuglingen mit den seltenen mandibulofacialen Dysplasien haben wir kürzlich eingehend berichtet [7].

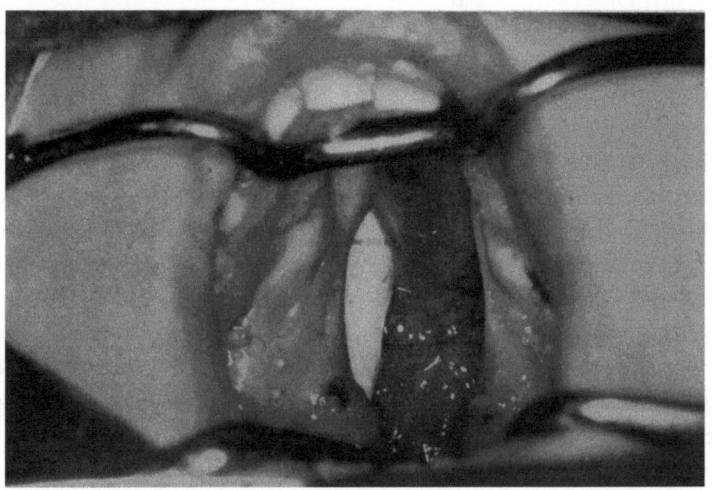

Abb. 3. Nasale Intubation bei einseitiger Gaumenspalte. Der weiße Tubus ist knapp über dem Operationsgebiet sichtbar

Bei ausgeprägten Formen von Retrognatie und Glossoptose (Robin-Syndrom) bestehen oft schon von der Geburt an Stridor, Erstickungsanfälle und eine Erschwerung des Saug- und Schluckaktes. Die Folge sind Schlafstörungen, Unterernährung und chronische Aspirationspneumonien, welchen die kleinen Patienten häufig erliegen. Durch einen relativ kleinen extraoralen Eingriff, die Transposition des M. masseter mit Durchtrennung des Ligamentum stylomandibulare [8], kann die Retrognatie so beeinflußt werden, daß unmittelbar nach dem Eingriff eine Erweiterung des Luftweges eintritt und der Stridor beseitigt ist. In den anschließenden postoperativen Tagen bessern sich ebenfalls Saug- und Schluckstörungen. Die Atemwege werden bei diesen Säuglingen während Anaesthesie und Operation durch die meist nicht einfache tracheale Intubation in Halothane-Sauerstoff-Narkose freigehalten, die wir einer primären Tracheotomie oder der hier sehr gefährlichen Insufflationsnarkose vorziehen. Die Überwindung des Intubationshindernisses bedarf einer sehr sorgfältigen Vorbereitung und Überprüfung von Narkosegeräten und Instrumenten, sowie eines genau

2*

überlegten Einsatzes von Prämedikation, Narkosetiefe, Relaxantien und manuellen Intubationshilfen.

Intraoperative Blutverluste lassen sich im stark vascularisierten Gebiet der Mundhöhle durch wiederholte Injektionen von kleinen Dosen eines Lokalanaestheticums mit Vasoconstringens in das Operationsgebiet vermindern. Eine jeweils vorausgehende Rückfrage beim Anaesthesisten, der Herzschlagfolge und Herzrhythmus — elektronisch oder auskultatorisch — fortlaufend überwacht, sollte nicht unterbleiben.

Hingewiesen sei auf die Gefahren der Rauschnarkose mit dem Lachgasautomaten bei zähnärztlich-chirurgischen Eingriffen. Entgegen den Angaben der Hersteller beobachteten wir häufig Excitationen, Übelkeit und Erbrechen bei den oft nicht nüchternen, ambulanten Patienten. Für Zwischenfälle sind diese Geräte jedoch nicht ausgerüstet; man kann weder künstlich beatmen noch absaugen. Kenntnisse in der Wiederbelebung und Bereitstellung von Beatmungs- und Absaugegeräten sind auch für die Durchführung dieser Form der Anaesthesie Voraussetzung. Nach unserer Auffassung sollten auch diese kleinen intraoralen Eingriffe, wenn eine Leitungs- oder Lokalanaesthesie nicht anwendbar ist, in Allgemeinnarkose durch einen Fachanaesthesisten ausgeführt werden.

Es war unser Anliegen, kurz und mit Beispielen zu zeigen, wie der Anaesthesist durch Anpassung an die besonderen Umstände in der Kieferchirurgie mit den ihm zur Verfügung stehenden Möglichkeiten wesentlich zum Erfolg des operativen Eingriffs beitragen kann.

Literatur

[1] BARTH, L., u. M. MEYER: Die blinde nasale Intubation: Moderne Narkose. S. 231—236. Stuttgart: Gustav Fischer 1965.
[2] SHIELD, J. R. S.: Handbook of the practice of anesthesia, pp. 58—60. St. Louis: The C. V. Mosby Company 1963.
[3] EVANS, F. T., and C. GRAY: General Anaesthesia, vol. II, pp. 24—26. London: Butterworth & Co. (Publishers) Ltd. 1959.
[4] SAFAR, P.: Resuscitation — controversial aspects. Berlin-Göttingen-Heidelberg: Springer 1963.
[5] GRIMM, G.: Fortschritte der Kiefer- und Gesichtschirurgie, Bd. V. S. 62—68. Stuttgart: Georg Thieme 1959.
[6] FINDLAY, CH. W., and A. J. GISSEN: Curr. Res. Anesth. 40, 640 (1961).
[7] SCHOLLER, K. L., u. W. SCHILLI: Anaesthesist 14, 144—147 (1965).
[8] ESCHLER, I.: Handbuch der plastischen Chirurgie, Bd. II, S. 11 Berlin: Walter de Gruyter u. Co 1965.

Diskussion

Herr Horatz: Es sind jetzt Fragen aufgeworfen worden, die sich aus den beiden ersten Referaten der Herren STURZENBECHER und KREUSCHER ergaben. Ich darf zunächst diese beiden Herren bitten, ihre Meinung zu der Frage *Insufflationsnarkose oder Intubationsnarkose* bei der Tonsillektomie am Hänge-Kopf-Verfahren darzutun. Anschließend bitte ich um Wortmeldungen aus dem Auditorium.

Herr Sturzenbecher: Ich möchte zunächst zu den Bemerkungen von Herrn MAUS Stellung nehmen. Wir führen keine Narkoseeinleitungen mit dem Tropf-Verfahren bei Anwendung des Negus-Spatels durch, sondern geben eine Halothan-Lachgas-Masken-Narkose zur Einleitung. Man bevorzugt ja immer das Verfahren, mit dem man gute Erfahrungen gemacht hat. In der ersten Zeit haben wir auch die Intubation bevorzugt. Man muß aber immer damit rechnen, daß auch unter den Operateuren Anfänger sind. Ich habe es zweimal erlebt, daß jüngere Kollegen bei Anwendung des Beckschen Ringmessers den Tubus mit dem Instrument herausgerissen haben, was jedesmal zu einer unangenehmen Situation führte. Zur Frage der Aspiration möchte ich sagen, daß bei richtiger Lagerung und bei Vorhandensein eines Saugers eigentlich keine Aspiration eintreten kann. Wir haben zur Sicherheit stets einen Reservesauger bereitstehen. Ich habe auch betont, daß der Anaesthesist für freie Atemwege und genügende Gaszufuhr verantwortlich ist. Bei vorsichtiger Einleitung mit Halothan haben wir in unserer Klinik keine Fälle von Laryngospasmus gesehen, so daß wir also mit der Methode der Insufflationsnarkose unter Verwendung des Negus-Spatels zufrieden sind. Es wurde der Vorwurf erhoben, daß wir zuviele Narkosemittel anwenden. Ich habe inzwischen die Zahl der Mittel überdacht, die ich auf der Tabelle angeführt hatte. Es sind 7 und nicht 20! Und zwar handelt es sich um Lachgas, Halothan, Äther, Neuroleptanalgesie, Barbiturate, Curare und Dolantin. Mit Hilfe dieser 7 Pharmaka kombinieren wir die zahlreichen Anaesthesiemöglichkeiten die ich Ihnen mit der Tabelle zeigen wollte. Das ist also die Anaesthesietechnik, wie sie bei uns in Hamburg an der Ohrenklinik durchgeführt wird. Natürlich gibt es auch andere Möglichkeiten.

Nun zur Frage der Risikofälle: Ich persönlich habe zahlreiche erlebt bei uns in der Ohrenklinik — vielleicht ist das in anderen Kliniken anders —

ich weiß es nicht. Wir haben jedenfalls mit vielen Risikofällen zu tun, so daß ich nicht ohne weiteres unterstreichen oder bestätigen kann, daß es in der Hals-Nasen-Ohren-Heilkunde keine Risikofälle gäbe.

Herr Horatz: Ich danke Herrn STURZENBERGER besonders für die Bemerkung, daß sich gerade der Anaesthesist dadurch ausgezeichnet hat, daß er die Kombinationsnarkose erfunden hat, die ihn in die Lage versetzt, sich den individuellen Bedingungen des Patienten und den besonderen Wünschen des Operateurs anzupassen. Ich darf nun Herrn KREUSCHER bitten auch zu diesen Fragen Stellung zu nehmen.

Herr Kreuscher: Ich möchte auch gerade diese letzten Ausführungen betonen. Es soll ja nicht eine Unzahl von Narkosemitteln und Methoden propagiert werden, sondern ich glaube das wesentliche ist, daß der geübte und erfahrene Anaesthesist eine ausreichend große Klaviatur zur Verfügung hat, aus der er für jeden Fall das geeignete Verfahren heraussuchen kann. Zur Frage nach der Aspirationsgefahr bei der Verwendung des Davis-Boyle-Spatels: Ich glaube das wesentliche dabei ist, daß der Patient richtig gelagert wird. Bei richtiger Lagerung und aufmerksamer Zusammenarbeit zwischen Operateur und Anaesthesist sind Aspirationen bei diesem Verfahren kaum möglich. Ich glaube die Gefahr der Aspiration ist viel mehr postoperativ gegeben und läßt sich somit auch bei Anwendung der Intubationstechnik nicht sicher vermeiden. Wenn die Kinder extubiert werden, sind sie in der Regel auch noch bewußtlos, müssen also auf die Seite gelagert und entsprechend überwacht werden. So können Sie weder durch das eine noch das andere Verfahren sicher vermeiden, daß sog. stumme Aspirationen, wie sie Herr MAUS nannte, vorkommen. Ich glaube, das war das wesentliche oder wurden noch weitere Fragen gestellt?

Herr Horatz: Nein ich glaube es war dazu zunächst alles. Ich darf vielleicht jetzt Herrn Prof. KIERSTEIN bitten zu diesem Problem aus seiner Sicht Stellung zu nehmen.

Herr Kierstein: Ich möchte zunächst ganz etwas anderes sagen: Auf einem der letzten großen Therapiekongresse in Karlsruhe hat als erster Herr NISSEN gesprochen — als Chirurg. Er sagte: „Die Chirurgie sei der Vater der Medizin". Und als nächster kam Herr HENNING und sagte: „Ja, wir sind die Mutter und wir beide führen eine Ehe. In dieser Ehe gibt es manchmal Krach, aber diese Ehe ist doch im großen und ganzen eine harmonische Ehe." Der nächste war Herr HUBER, Gynäkologe aus Kiel. Er sagte, er möchte sich als Hausfreund in dieser Ehe empfehlen! Meine Damen und Herren, vergessen wir bei dieser kleinen Einleitungsgeschichte nicht, daß die Hals-Nasen-Ohren-Heilkunde aus der inneren Medizin und aus der Chirurgie hervorgegangen ist. Ein großer Teil unserer Fachvertreter hat am Anfang nur die Ohrenheilkunde beherrscht, ein anderer Teil die innere Medizin. Was wir also heute in der modernen Hals-Nasen-Ohren-Klinik praktizieren, ist das Ergebnis dieser Verschmelzung. Wir dürfen also nicht vergessen, daß wir auch die innere Medizin nicht vernachlässigen dürfen. In bezug auf die Anaesthesiologie sollten wir bedenken, daß wir heute in der Hals-Nasen-Ohren-Heilkunde Patienten mit Herzkrankheiten oder Stoffwechselleiden, Epileptiker und Unfallpatienten versorgen müssen, wozu spezielle Kenntnisse erforderlich sind. Ich möchte damit sagen, daß in dieser Ehe allmählich ein Kind entstanden ist, das nun kein Stiefkind aus Chirurgie und innerer Medizin sein soll, sondern daß inzwischen recht gut gelernt hat, selbstständig zu gehen. Aber es ist noch ein junges Kind und kann natürlich noch nicht so marschieren, wie es sich selbst das eigentlich wünscht. Und so gibt es eine ganze Reihe von Schwierigkeiten über die ich persönlich sehr wenig sagen kann, es sei denn aus meiner allgemeinen Erfahrung als Hochschullehrer, der die Universitätslaufbahn durchschritten hat und in 30 Jahren hals-nasen-ohren-ärztlicher Tätigkeit viel erleben konnte. Es ist doch heute so, daß eine große Klinik, wie z. B. mein Haus mit 150 Betten, ihre besonderen Probleme hat, natürlich auch Risikofälle hat und natürlich auch heute auf eine moderne Anaesthesiologie nicht mehr verzichten kann. Ich habe in meinem Leben ungefähr 30000 Tonsillektomien gesehen, etwa $^1/_3$ davon in Narkose, die man früher mit Äther oder Chloräthyl, später dann mit Vinydan durchführte. In diesen 30 Jahren hat es Zwischenfälle gegeben. Es sind Atemstillstände vorgekommen. Es sind Nachblutungen während des Eingriffs eingetreten. Es kamen Fälle mit Laryngospasmus vor. Das war nicht nur früher so, sondern das gibt es auch heute noch. Warum sollte es auch anders sein? Aber es ist natürlich so — wie Herr Kollege WIEMERS sagte —, daß man die Fehler und Gefahrenquote soweit wie möglich herabsetzen sollte. Und aus diesem Grunde muß es unser Ziel sein, auch die Anaesthesiologie in diese Ehe mit hinein zu nehmen. Wir haben das aus äußeren Gründen verhältnismäßig spät, aber doch seit 7 Monaten — mit sehr gutem Erfolg getan — und wir wollen auf diese fruchtbare Zusammenarbeit nicht mehr verzichten. Denn es gibt viele Probleme, die jetzt nicht alle aufgezählt werden können. Unter den genannten 25—30000 Tonsillektomien — um nur bei einem Problem zu bleiben — hat es einen Todesfall gegeben, der ohne Frage einer falschen Narkose zur Last gelegt werden muß. Es hat viele Atemstillstände gegeben, es hat viele lebensbedrohliche Zustände gegeben, die man hätte vermeiden können wenn man einen Anaesthesisten gehabt hätte. Aber lassen Sie mich noch auf ein weiteres Problem eingehen. In einer Klinik, die 5000 Operationen im Jahr durchführt, herrscht ein ständiger Bettenmangel. So liegen die Operationstermine in unserer Klinik schon bis zum Ende des Jahres 1966 fest. Dies ist ein typischer Zustand in fast allen Großstädten, der untragbar ist und ein besonderes Problem im Hinblick auf die Anaesthesie darstellt. Deshalb dürfen wir uns nicht dazu verleiten lassen, Narkosen am unvorbereiteten Patienten durchzuführen; etwa nach dem soeben erwähnten Motto: „Wir machen mal eben einen Rausch." Dann treten nämlich die Schwierigkeiten auf. Ich bin doch sehr froh, daß hier die Bemerkung gemacht wurde, die man auch immer wieder in den Operationssälen hört: „Gebt hier mal schnell einen Rausch mit Äther oder Chloräthyl oder Vinydan oder was auch immer." Hierbei kommt es letzlich nicht darauf an, welches Narkosemittel man anwendet, sondern auf denjenigen der es anwendet und der die nötige Erfahrung damit hat. Auch das wurde ja von Ihnen bereits erwähnt. Vergessen wir aber auch nicht, daß die Hals-Nasen-Ohren-Heilkunde schon 1935 Intubationsnarkosen durchgeführt hat. Wesentliche Teile der heutigen Anaesthesietechnik kommen also aus unserem Fachgebiet und wir sind dankbar, daß wir diese Technik heute an den Anaesthesisten abgeben können. Unser Fach hat sich in der vergangenen Zeit einige Male um seine Achse gedreht. So operiert Herr MEUSERMANN wie auch andere in Schweden die Stapesplastik in Narkose. Andere Operateure bevorzugen die Lokalanaesthesie. Wie dieser Vormittag gezeigt hat, führen eben viele Wege nach Rom. Lassen Sie mich aber noch auf eine weitere Frage eingehen. Wir haben ja die Aufgabe, Assistenten auszubilden, und zwar nicht nur Assistenten aus unserem Fachgebiet. Ich habe in meinem Leben sicher 50 bis 60 Assistenten ausgebildet und 16 oder 17 Jahre Vorlesungen gehalten. Und nun habe ich auch Anaesthesisten als Assistenten, die in unserer Klinik arbeiten und mit den Besonderheiten unseres Faches vertraut sein müssen. Wenn man nun Ihr letztes Manifest zwischen der Deutschen Gesellschaft für Chirurgie und der Gesellschaft für Anaesthesiologie liest, dann wird da von Harmonie gesprochen. Es steht aber auch in Klammern, daß es manchmal Streit geben kann und daß in solchen Fällen ein Gericht herbei muß. Ich kann mir nicht vorstellen, daß ernstliche Schwierigkeiten auftreten können, wenn die Zusammenarbeit auf vertrauensvoller und verständiger Basis erfolgt. Wir haben jedenfalls mit Herrn BRÄUTIGAM keine Schwierigkeiten und werden uns auch bemühen, daß wir in Zukunft keine Schwierigkeiten bekommen. Es geht natürlich nicht, daß der eine sagt:

„Ich mache es so und Du so." Es muß eben wirklich zusammengearbeitet werden, wie es bei uns der Fall ist. — Ich habe nun noch zwei Fragen, zunächst an Herrn MAYER, und anschließend würde ich gern etwas über das Robin-Syndrom sagen. Warum hat es das Gasemphysen gegeben? Natürlich kommen Emphyseme vor; z. B. wenn man mit einem Pollitzer-Ballon eine Luftdusche gibt. Auch wenn man einen Tubus einführt, kann ein Emphysem mit nachfolgender Mediastinitis vorkommen. Die Frage ist nur, warum seinerzeit nicht tracheotomiert wurde, und ich stimme mit Ihnen vollkommen überein: Man soll in einem solchen Falle ruhig einen Tubus einführen, ehe man sich zu einer Nottracheotomie entschließt. Nun zur 2. Frage: Wie beim Franchetti-Syndrom und auch beim Moebius-Syndrom haben die Kinder beim Robin-Syndrom manchmal Choanalatresien. Daran muß man natürlich denken. Man kann das mit einem Pollitzer-Ballon sehr einfach prüfen, indem man sehr vorsichtig Druck gibt, dann tritt auch kein Emphysem auf. Also an das Vorhandensein von Choanalatresien bei Kindern muß man immer wieder denken.

Herr Horatz: Ich danke Ihnen Herr KIERSTEIN. Wir sind uns im Kreise der Anaesthesisten wohl einig: Der Chloräthylrausch oder der berühmte Lachgasrausch nach PFLÜGER mit einem Sauerstoffanteil unter 20% werden hoffentlich der Vergangenheit angehören. Aus dem Kreise der hier anwesenden Anaesthesisten wurde diese Technik auch, Gott sei Dank, nicht erwähnt. Daß in der Praxis die Rauschnarkosen noch sehr häufig angewendet werden, möchte ich gern glauben.

Herr Stierlen: Meine Damen und Herren, ich möchte kurz zu der Frage Intubation oder Insufflation bei der Tonsillektomie Stellung nehmen. Ich wende seit etwa 10 Jahren die Insufflationstechnik bei einer sehr großen Zahl von Kindern an. Wir sind uns alle darüber einig, daß man bei größeren Kindern intubieren sollte und wir sind dankbar, daß wir an unserem Krankenhaus durch das Vorhandensein einer Anaesthesieabteilung dazu die Möglichkeit haben. Ja es geht jetzt schon so weit, daß wir die Dinge aus unserem Fachgebiet zwar sehr interessiert verfolgen und uns über die gebotene Hilfe freuen. Tatsächlich ist es aber so, daß die Anaesthesie inzwischen so selbständig geworden ist, daß wir uns in anaesthesiologischen Fragen auf Ihre Führung verlassen müssen. Wenn heute bei Tonsillektomien noch so große Diskrepanzen bei den angewendeten Anaesthesieverfahren bestehen, müssen wir Sie um Verständnis bitten. Es liegt nicht etwa an einem Mangel guten Willens, sondern einfach an der Tatsache, daß in Deutschland 200 Anaesthesisten für 2000 Hals-Nasen-Ohren-Ärzte zur Verfügung stehen. Aber ich weiß aus eigener Erfahrung, daß auch in

Amerika diese Probleme noch nicht ganz gelöst sind; sie sind im Fluß und wir werden hier durch die Zusammenarbeit wahrscheinlich in einigen Jahren zu einer klaren Lösung kommen. Zur Zeit ist für diese Eingriffe noch keine absolut eindeutig anerkannte und keine absolut sichere Methode vorhanden. Bei einer Studienreise durch Amerika konnte ich noch Tonsillektomien beobachten, die in Rauschnarkose am sitzenden Patienten durchgeführt wurden. Ebenso wurde aber an vielen Kliniken bei Tonsillektomien, auch bei Kleinkindern, routinemäßig die Intubationstechnik angewendet. Bei stärkerem Blutverlust wurden sogar Blutersatzflüssigkeiten angewendet, so daß in solchen Fällen der Eingriff bis zu $1^1/_2$ Std oder noch länger dauerte. So unterschiedlich sind also heute noch die Dinge zu beurteilen und ein ganz besonders kompetenter Kinder-Anaesthesist wie Mr. BOSTON, den Sie durch sein Lehrbuch kennen, betont, daß es noch eine heißumstrittene Frage der Anaesthesiologie unserer Tage sei, ob Kinder zum Zwecke der Tonsillektomie intubiert werden sollen. Einige halten die endotracheale Intubation für die einzig mögliche Lösung des Problems und möchten deshalb die Indikation zur Intubation grundsätzlich bei jeder Tonsillektomie gestellt wissen. Trotzdem ist es nicht notwendig, aus der ganzen Angelegenheit eine Streitfrage zu machen: Komplikationen können auch bei liegendem Tubus auftreten oder durch diesen sogar selbst verursacht werden. Andererseits kann man Kinder in eine Lagerung bringen, wie sie vorher schon von Herrn KREUSCHER und Herrn STÜRZENBECHER beschrieben wurde: Trendelenburg-Lagerung mit mäßig rekliniertem Kopf, wobei Pharynx und Epiglottis mittels des Davis-Spatels gut eingestellt werden, so daß eine vollkommene Kontrolle der Luftwege auch ohne Intubation aufrechterhalten werden kann. Operateure, die nicht gerne in der Nachbarschaft von Endotrachealtuben hantieren wollen, können so ungestört arbeiten, ohne das Kind zu gefährden. An unserer Klinik werden selbstverständlich alle jenen Kinder zur Tonsillektomie endotracheal intubiert, bei denen durch Voruntersuchung, Anamnese oder Befund von vornherein Schwierigkeiten zu erwarten sind. Da aber weder die Sozialversicherungsträger sich veranlaßt sehen, noch die Krankenhausträger in der Lage sind, die Leistungen eines Anaesthesisten immer zu entschädigen, kann auch aus diesem Grunde bei Kinder-Tonsillektomien nicht grundsätzlich eine Intubationsnarkose durchgeführt werden. Zum Abschluß darf ich noch sagen, daß wir bei der großen Zahl von Insufflationsnarkosen, die wir in den vergangenen zehn Jahren durchgeführt haben, keinen einzigen Zwischenfall nennenswerter Art beobachtet haben. Das setzt natürlich eine gewisse Erfahrung in der Anwendung dieser Technik voraus. Wir haben auch keine ernsteren Folgen durch Laryngospasmus erlebt, was wir auf die gute Zusammenarbeit mit unseren Anaesthesisten zurückführen. Der Laryngospasmus kündigt sich ja durch leichte stridoröse Atmung an, so daß der Anaesthesist durch rechtzeitige Anpassung seines Gasgemisches auch einen beginnenden Laryngospasmus ohne weiteres leicht beherrschen oder sogar zum Abklingen bringen kann.

Zum Abschluß möchte ich noch betonen, daß wir Hals-Nasen-Ohren-Ärzte in einer Situation sind, die uns heute mehr denn je von Ihren Erfahrungen lernen läßt und die wir uns dankbar zunutze machen. Wir sind auf diesem Gebiet Werdende. Wer fertig ist, dem ist nichts mehr recht zu machen. Ein Werdender aber wird immer dankbar sein, und wir werden auf diesem Gebiet bis in unser Alter wohl Werdende sein und bleiben müssen.

Herr Horatz: Ich danke Herrn STIERLEN für seine Ausführungen und bitte um weitere Diskussionsbemerkungen.

Herr Bräutigam: Im Zusammenhang mit der Frage Intubationsnarkose oder Insufflationsnarkose bei der Tonsillektomie möchte ich gern auf einen weiteren Punkt zu sprechen kommen. Es ist die Frage, wie weit sich die Allgemein-Anaesthesie mit der altgewohnten Lokalanaesthesie des Operateurs kombinieren läßt. Wir haben ja des öfteren gehört und hören es immer wieder: Wenn eine Allgemein-Anaesthesie durchgeführt wird, kommt es oft zu einer stärkeren Blutung, die den Operateur bei seiner Tätigkeit sehr behindern kann. Aus diesem Grunde möchte er in vielen Fällen außer der Allgemein-Anaesthesie noch eine Lokalanaesthesie anwenden. Welche Kontraindikationen bestehen für diese Indikation und in welcher Weise läßt sie sich verantworten?

N. N.: Ich habe vor einigen Tagen einen Zwischenfall bei der Tonsillektomie an einer 35jährigen Frau beobachten können. Der bereits ältere Operateur bestand darauf, bei dieser Patientin eine zusätzliche Lokalanaesthesie anzuwenden. Hierfür verwendete er $1/2\%$ige Xylocainlösung mit Epinephrinzusatz und infiltrierte beide Seiten. Wir führten eine Intubationsnarkose mit Barbiturat, Lachgas — Sauerstoff und Pantolax durch. Der operative Verlauf war störungsfrei, die Blutungsneigung im Operationsfeld war normal. Nach Beendigung der Operation mußten wir feststellen, daß der Blutdruck von 140 mm Hg (präoperativ) auf 220 mm Hg angestiegen war. Es dauerte etwa drei Stunden, bis die Patientin wieder eine ausreichende Spontanatmung bekam. Der Blutdruck erreichte jedoch nach 40 min bereits wieder seine normale Höhe. Gegen Ende der Operation beobachteten wir eine einseitige „Pfötchenstellung", so daß wir uns veranlaßt sahen, Calcium i.v. zu injizieren. Dies war ein Fall, von dem wir annehmen mußten, daß es sich hier um einen intravasalen Einbruch des Epinephrins während der Injektion gehandelt haben könnte. Aus diesem Zwischenfall haben wir die Konsequenz gezogen, auf eine zusätzliche Lokalanaesthesie zum Zwecke der Blutstillung zu verzichten. Wenn eine Hilfsperson durch häufiges Absaugen das Operationsfeld freihält, kann man auf die Anwendung einer zusätzlichen Lokalanaesthesie verzichten. Wir lehnen daher die Kombination dieser Methode entschieden ab.

Herr Wiemers: Es ist die Frage, ob es in diesen Fällen nicht zweckmäßiger wäre, nur eine physiologische Kochsalzlösung mit Adrenalinzusatz zu verwenden. Es ist ja wahrscheinlich gar nicht notwendig, daß man zur Allgemeinnarkose noch ein Lokalanaestheticum verwendet, wenn es nur auf den blutstillenden Effekt ankommt. Hinsichtlich des blutstillenden Effektes sind Adrenalin und Lokalanaesthetica Antagonisten und man braucht wahrscheinlich in dieser Kombination eine höhere Adrenalinkonzentration, als man sie zur Blutstillung benötigen würde, wenn man nur physiologische Kochsalzlösung als Vehikel verwenden würde. Aber diese Frage möchte ich an die Hals-Nasen-Ohren-Ärzte richten: Hätte man nicht denselben blutstillenden Effekt mit geringeren Nebenwirkungen — die ja sowohl dem Adrenalin wie auch dem Lokalanaestheticum zur Last gelegt werden müssen — wenn man statt der Lokalanaesthesie-Lösung eine Kochsalzlösung mit einem entsprechend verminderten Zusatz von Adrenalin oder einem Noradrenalin-Adrenalin-Gemisch verwenden würde?

Herr Opderbecke: Dieses Problem stellt sich uns ja nicht nur bei der Tonsillektomie, — sondern — wie Herr KREUSCHER sehr richtig sagte — vor allem bei den Nebenhöhlen-Operationen. Und hier kann ich nur das bestätigen, was Herr KREUSCHER gesagt hat, daß nämlich der Blutverlust erheblich sein kann und daß der Hals-Nasen-Ohren-Arzt die Blutung als außerordentlich störend empfindet. Das gleiche Problem besteht bekanntlich auch in der Ophthalmologie. Wir haben nun den Versuch unternommen, die Hals-Nasen-Ohren-Kollegen für Octapressin® zu interessieren. Octapressin ist ein Vasopressin-Abkömmling und verträgt sich nach den Untersuchungen von HÜGIN einwandfrei mit Halothan. Allerdings konnten wir feststellen, daß die lokale vasoconstrictorische Wirkung des Octapressins wesentlich geringer ist als die des Suprarenins. Unsere Operateure lehnten daraufhin das Mittel als ungeeignet ab. Meine Frage an Herrn KREUSCHER ist nun, ob es nicht vielleicht besser ist, das Suprarenin mit Arterenol zu mischen oder vielleicht überhaupt nur Arterenol zu verwenden. Vielleicht ist es überhaupt günstiger, wenn man mit dem Operateur eine Maximaldosis vereinbart, denn es ist erfahrungsgemäß sehr schwierig, den Operateur während des Eingriffes zu veranlassen, die Suprarenin-Dosierung zu begrenzen.

Herr Körner: Wir umspritzen grundsätzlich die Tonsillen nach der Narkoseeinteilung mit einer $^1/_2$%igen Novocain-Lösung, die zu gleichen Teilen Suprarenin und Arterenol enthält. Wir wollen damit einerseits die Blutung, andererseits den postoperativen Nachschmerz mindern. Ich habe eine Reihe von Patienten untersucht, bei der jeweils nur eine Tonsille umspritzt wurde. Tatsächlich ist die Blutung im Bereich der umspritzten Seite geringer. Die Blutungsminderung ist aber sehr viel geringer als wenn man nur Lokalanaesthesie, also ohne Narkose, anwendet. Ich glaube daher, daß man auf das Umspritzen der Tonsillen bei Anwendung einer Narkose verzichten kann.

Herr Horatz: Ich möchte jetzt Herrn SCHILLI ansprechen: Wenn ich Ihr Diapositiv richtig verstanden habe, verwenden Sie Oxyprocain bei den außerordentlich empfindlichen plastischen Operationen, bei denen eine Blutung den Erfolg in Frage stellen kann. Haben Sie irgendwelche Schäden oder Schwierigkeiten bei Ihrem Verfahren gesehen?

Herr Schilli: Wir haben keine Schwierigkeiten erlebt. Wir sprechen uns allerdings mit dem Anaesthesisten ab. Wir injizieren erst dann, wenn die Narkose läuft. Wir injizieren langsam und fraktioniert eine Ampulle unter häufiger Aspirationsprobe; man kann auch größere Mengen injizieren. Wir bevorzugen Oxyprocain, weil wir bei diesem Präparat sicher sind, daß die Adrenalin-Dosierung stimmt. Ich habe noch eine weitere Frage von mir aus an die Herren KIERSTEIN und STIERLEN zu stellen: Konnten Sie beobachten, daß die Frequenz der Nachblutungen zugenommen hat? Wir beobachten ja in der Allgemein-Chirurgie und auch in anderen operativen Fächern seit zwei Jahren eine merkwürdige Zunahme der Spontanfibrinolysen, deren Ursache wir uns nicht erklären können. Wäre es möglich, daß die Zunahme der Spontanfibrinolysen mit der Anaesthesie im Zusammenhang steht?

Herr Stierlen: Ich möchte sagen, daß wir den Eindruck haben, daß die Frequenz der Nachblutungen bei Tonsillektomien geringer geworden ist, seit wir am sogenannten hängenden Kopf unter Verwendung des Davis-Boyle-Spatels operieren. Der Vorteil dieser Methode liegt eben darin, daß man die einzelnen Gefäße tadellos und unter sorgfältiger Schonung des N. glossopharyngeus — den man lateral lassen muß — umstechen kann. Diese exakte Blutstillung war bei der früher verwendeten Rausch-Anaesthesie wegen der gebotenen Eile nicht möglich. Abgesehen von Fällen, bei denen Capillaropathien oder andere, vorher nicht bekannte Krankheitsbilder vorgelegen haben, erlebten wir kaum noch Nachblutungen.

Herr Kreuscher: Auch wir konnten feststellen, daß die Frequenz der Nachblutungen seit Einführung der Insufflations- und der Intubationsmethoden wesentlich geringer geworden ist, weil exakter und sauberer operiert wird. Aber auch in diesem Zusammenhang möchte ich noch einmal auf die Anwendung von Lokalanaesthetica mit Suprareninzusatz bei der Tonsillektomie zurückkommen. Ich möchte Herrn Prof. WIEMERS zustimmen: Es ist gar nicht unbedingt erforderlich, Novocain oder ein anderes Anaestheticum bei der Umspritzung der Tonsillen zu verwenden. Wir hatten in Mainz einen Operateur, der stets eine zusätzliche Lokalanaesthesie mit Adrenalinzusatz machte. Er war der Einzige — und wir konnten keinen Unterschied finden; weder in bezug auf die postoperativen Schmerzen noch in bezug auf die Frequenz der Nachblutungen. Es wäre aber daran zu denken, daß durch den Zusatz von Vasoconstringenten offene Blutgefäße nicht mehr erkannt und die Ligatur somit unterbleibt. Nach Abklingen der vasoconstrictorischen Wirkung kommt es dann zur Blutung. Dies ist eine Frage, die uns vielleicht die Otologen beantworten können.

Herr Zindler: Ich möchte noch eine Bemerkung zur Diskussion über die Vor- und Nachteile der Insufflations- bzw. Intubationstechnik machen. Ich glaube, daß aus den Bemerkungen derjenigen, die eine Insufflationstechnik propagieren, hervorgeht, daß die Durchführung dieser Technik doch nicht so ganz einfach ist und ich bin der Ansicht, daß die Sicherheit wesentlich größer ist bei der Anwendung des Intubationsverfahrens. Wenn Sie bei größeren Kindern die Intubation durchführen, dann kann man es genauso doch auch bei kleineren tun. Wenn also Schwierigkeiten zu erwarten sind, dann sollte man von vornherein intubieren. Es liegen genügend Untersuchungen vor, die nachweisen, daß die Belastung bei einer Insufflationsnarkose sehr viel größer als bei einer Intubationsnarkose ist. Besonders deutlich wird das, wenn Blutdruckkontrollen und ähnliche Untersuchungen regelmäßig durchgeführt werden. Schon wenn es sich um einen sehr unruhigen Patient handelt, ist das Risiko bei einer Insufflationsnarkose sehr viel größer. Die Schwierigkeiten und das Risiko werden schon dadurch deutlich, daß man eine vorsichtige Dosierung zur Vermeidung einer Atemdepression empfiehlt. Auf der anderen Seite muß die Insufflationsnarkose genügend tief sein, um Laryngospasmus oder Schluckreflexe auszuschalten bzw. zu vermeiden. Ich möchte betonen, daß ich die

Intubationsnarkose für das Verfahren der Wahl bei der Tonsillektomie halte. Man muß aus verschiedenen Gründen Kompromisse schließen, aber man muß als Anaesthesist doch immer entscheiden, welches Verfahren das sichere und bessere ist.

Herr Maus: Es ist gar keine Frage, daß man bei einer Insufflationsnarkose ein sehr viel tieferes Narkosestadium herbeiführen muß, als bei einer Intubationsnarkose. Dadurch wird natürlich der Organismus viel stärker belastet. Die Narkose muß tatsächlich so tief sein, daß eine deutliche Atemdepression zu beobachten ist. Bei Verwendung von Halothan kommt zur Atemdepression noch eine Herzdepression hinzu. Es handelt sich hier also um wichtige Punkte, die berücksichtigt werden müssen. Aber ich möchte noch einmal auf die Frage des intraoperativen Laryngospasmus eingehen. Sie wurde bisher etwas übergangen. Ich habe jedoch in der Hals-Nasen-Ohren-Klinik mehrfach erlebt, daß Laryngospasmen während einer Insufflationsnarkose eintraten, so daß der im Nebensaal arbeitende Fachanaesthesist gerufen werden mußte, um das Kind zu retten.

Herr Horatz: Kann einer der beiden Herren STURZENBECHER oder KREUSCHER dazu etwas sagen?

Herr Sturzenbecher: Zur Halothandosierung möchte ich sagen, daß wir bei Anwendung des Negus-Verfahrens eine Halothankonzentration von 1,0—1,5 Vol.-% nicht überschreiten, so daß man schon daraus ersehen kann, daß wir nie zu tiefe Narkosestadien erreichen. Eine Maximalkonzentration von 1,5 Vol.-% reicht völlig aus, man muß die Einleitungszeit nur genügend lange ausdehnen.

Herr Maus: Tatsächlich können Sie aber bei Anwendung des Intubationsverfahrens die Narkose wesentlich flacher halten, so daß das Kind weniger belastet wird. Ich halte dies für ein Argument, das man gelten lassen muß.

Herr Sturzenbecher: Ich möchte nur noch einmal zu dem Vorwurf Stellung nehmen, daß die Dosierung sehr hoch sei; wir gehen nie über 1—1,5 Vol.-% hinaus!

Herr Horatz: Wenn ich die einzelnen Aufzeichnungen von Herrn STURZENBECHER miteinander vergleiche, so muß ich feststellen, daß die Halothan-Insufflationsnarkose um ein vielfaches teurer ist, als die Intubations- bzw. Kombinationsnarkose herkömmlicher Art. So habe ich überschlagsmäßig berechnet, daß eine Insufflationsnarkose für eine Tonsillektomie im Mittel 6,— DM, für eine Intubationsnarkose dagegen 2,50 DM kostet. Auch der wirtschaftliche Gesichtspunkt sollte nicht zuletzt bei der Diskussion über die Vor- und Nachteile eines Narkoseverfahrens berücksichtigt werden. Doch wie steht es mit der Straßenfähigkeit der Patienten? Es handelt sich ja wohl meistens um ambulante Eingriffe. Bestehen in dieser Hinsicht signifikante Unterschiede zwischen der Intubations- und der Insufflationsnarkose?

Herr Kierstein: Wie ich bei meinen Ausführungen bereits sagte, lehnen wir heute die ambulante Durchführung der Tonsillektomie ab. Die Patienten sind grundsätzlich nicht straßenfähig. Ein weiterer Hinderungsgrund für die ambulante Durchführung derartiger Eingriffe ist die Gefahr einer Nachblutung. Sie ist heute zweifellos geringer geworden. Früher betrug die Nachblutungsrate bei Mandelausschälungen 1% und beträgt in unserer Klinik heute ungefähr 0,3% und dabei wird es bleiben! Die Ursachen des Rückganges der Nachblutungsfrequenz sind vielgestaltig. Es handelt sich hier um einen ganzen Komplex aus dem man nicht einzelne Punkte herausnehmen kann. Ein ganz wesentlicher Faktor ist jedoch sicher die bessere Allgemeinnarkose, unter der heute eine wesentlich sorgfältigere Blutstillung durchgeführt werden kann. Ich darf noch einmal auf die Frage des Laryngospasmus eingehen: Wir sehen hin und wieder Laryngospasmen, die jedoch nicht zu ernsteren Schwierigkeiten führten.

Herr Horatz: Meine sehr verehrten Damen und Herren! Bitte entschuldigen Sie, wenn ich jetzt das Thema Hals-Nasen-Ohren-Heilkunde abschließe. Aber wir wollen ja noch ein anderes Fach besprechen. Vielleicht sind da einige Fragen, die sich jetzt überschneiden. Darf ich jetzt also um Diskussionsbemerkung zur Kieferchirurgie erbitten.

Herr Lawin: Ich möchte noch eine Frage an die Hals-Nasen-Ohren-Ärzte bezüglich der Benutzung des Nasen-Rachen-Tubus von WENDL stellen. Wenn unsere Patienten nach der Operation nicht gleich wach sind, legen wir gern einen Nasen-Rachen-Tubus anstelle eines Guedel-Tubus ein. Es wurde von hals-nasen-ohren-ärztlicher Seite empfohlen, diesen Tubus nicht zu verwenden, da er zu Synechien in der Nase führen könne. Andererseits werden die meisten Intubationen zur Tonsillektomie auf nasotrachealem Wege durchgeführt.

Herr Horatz: Das mag vielleicht örtlich verschieden sein.

Herr Kierstein: Warum dieser Vorwurf erhoben wird, kann ich noch nicht sagen. Ich habe noch keine Synechien gesehen und warum sollten sie auch zwischen unterer Muschel und Septum entstehen? Ich kann mich an keinen einzigen Fall erinnern. Wir benutzen sowohl den einen als auch den anderen Tubus. Wenn man ihn vorsichtig einführt und vorsichtig handhabt, können nach meiner Auffassung keine Schwierigkeiten entstehen.

Diskussion

Herr Horatz: Ich glaube, da gibt es in Hamburg verschiedene Ansichten zu diesem Thema.

Herr Harder: Ich möchte etwas zur Frage der blinden nasalen Intubation nach der Anlagerungen von Lappenplastiken im Mundbereich sagen. Ich glaube, es handelt sich um ein sehr heikles Problem. Ich habe jahrelang die Klinik von Prof. WACHSMUTH betreut. Wir haben die Intubation mit vorgeformten Endotrachealtuben durchgeführt. Die Verformung erfolgte in einer 20 cm langen entsprechend gebogenen Glasröhre in die der Tubus in heißem Zustand nach der Sterilisation eingeführt wurde. Der Tubus nimmt dann die gewünschte Biegung an.

Herr Horatz: Ich danke Ihnen Herr HARDER! Sie haben uns zugleich in die Problematik der Anaesthesiologie in der Kieferchirurgie eingeführt und ich möchte jetzt um Wortmeldung zu den 3 Vorträgen der Herren MAYER, SCHILLI und SCHOLLER bitten.

Herr Kreuscher: Es wird immer wieder beobachtet — und ich glaube Herr SCHILLI erwähnte es in seinem Vortrag — daß bei Kindern nach nasalen Intubationen recht erhebliche Blutungen auftreten können, wenn Wucherungen der Rachenmandel vorhanden sind. Nicht nur während der Intubation sondern unter Umständen auch danach können erhebliche Blutungen aus der verletzten Rachenmandel kommen. Meine Frage richtet sich an die Hals-Nasen-Ohren-Ärzte: Soll man in solchen Fällen eine Adenotomie anschließen um postoperative Komplikationen, die wir gelegentlich gesehen haben, zu vermeiden?

Herr Kierstein: Ich würde vorher adenotomieren.

Herr Horatz: Ich möchte annehmen, daß wir in diesem Bereich doch immer den Kollegen von der Kieferklinik hinzuziehen um die Blutungsquellen zu identifizieren.

N. N.: Wir verhalten uns ebenso. Wir überweisen die Kinder in die Hals-Nasen-Ohren-Klinik. Es wird jedoch in der Regel nicht für nötig gehalten, eine Adenotomie durchzuführen.

Herr Horatz: Darf ich um weitere Fragen zur Anaesthesie in der Kieferchirurgie bitten. Ich könnte mir vorstellen, daß wir uns auch mit dem heiklen Thema der Anaesthesie bei Zahnextraktionen an Privatpatienten beschäftigen müssen. Wenn es sich um unkomplizierte und in ihrer Zeitdauer vorhersehbar kurze Extraktionen handelt, scheint mir Epontol® von Bayer geeignet zu sein. Ansonsten möchte ich aber auch dem Vorschlag zustimmen, daß bei allen anderen länger dauernden Eingriffen an den Zähnen wie z. B. Abschleifen usw. eine Intubationsnarkose mit Lachgas und Halothan durchgeführt wird. Liegen von anderer Seite noch weitere Erfahrungen hierzu vor?

Herr Wiemers: Ich möchte noch etwas zur endotrachealen Intubation bei Patienten sagen, bei denen nur eine Zahnextraktion durchgeführt wird. Auch die Intubation ist ja beim Erwachsenen nur dann schonend durchführbar, wenn sie unter kompletter Muskelentspannung durchgeführt wird. Wir wissen aber alle, daß Succinylcholin bei einem erheblichen Prozentsatz der Patienten starke Muskelschmerzen hinterläßt. Es kommt durchaus vor, daß ein Patient nach einer rasch und elegant durchgeführten Intubationsnarkose 3 Tage wegen Muskelschmerzen bettlägerig ist und ich glaube, daß man sich das bei ambulanten Patienten schlecht leisten kann. Damit wird auch nochmals die von Herr MAUS bereits angeschnittene Frage berührt, ob man wirklich generell die Kombinationsnarkose mit Trapanal, Lachgas-Halothan, Succinylcholin für alle Eingriffe anwenden soll. Zweifellos handelt es sich hier um ein Verfahren, das von den meisten Anaesthesisten der Welt angewendet wird und gewiß handelt es sich um ein Verfahren mit dem man die meisten Situationen ohne weiteres beherrschen kann und sicherlich lassen sich 98% aller Fälle auf diese Weise befriedigend lösen. Ich halte es aber auch für das Verfahren, auf das man bei der Ausbildung jüngerer Kollegen das Schwergewicht legen sollte. Ich stehe nicht mehr auf dem Standpunkt, daß jeder Anfänger erst mit der Äther-Tropf-Narkose beginnen soll. Das würde uns sehr bald unsere Patienten vergrämen und würde auch wenig Verständnis bei unseren Operateuren finden. Und ich muß gestehen, daß ich sehr daran zweifle, ob dieses Verfahren nützlich wäre. Wenn jemand später mehr Erfahrung in der Anaesthesie hat, kann er den Erwerb von Erfahrungen auf dem Gebiet der Äther-Tropf-Narkose leicht nachholen, wenn man dann dieses Verfahren überhaupt noch für erstrebenswert hält. Aber gerade der Fortgeschrittene wird das Bedürfnis haben, für bestimmte Spezialaufgaben das geeignete Narkoseverfahren anzuwenden. Sei es nun, daß man eine Insufflationsnarkose im Hals-Nasen-Ohren-Gebiet oder in der Augenheilkunde anwendet, denn bei Staroperationen kann man durchaus eine Insufflationsnarkose anwenden, wenn man über die nötige Erfahrung verfügt und eine gute Zusammenarbeit mit dem Operateur besteht; oder man wird eine Cyclopropannarkose oder eine Neuroleptanalgesie oder irgend ein anderes der zahlreichen Anaesthesieverfahren bei bestimmten Indikationen anwenden, weil es sich herausstellte, daß besondere Vorteile gegenüber dem üblichem Standardverfahren bestehen.

Herr Horatz: Ich danke Herrn WIEMERS und bitte um weitere Wortmeldung.

N. N.: Wie hoch wird von den Verfechtern der Intubationsnarkose die Gefahr des Ödems beim kindlichen Kehlkopf eingeschätzt?

Herr Kreuscher: Ich ließ das ja in meinem Referat schon anklingen, daß die Gefahr des Glottisödems mit ein Grund ist, warum wir die Insufflationstechnik bei der Tonsillektomie bevorzugen und ich glaube, daß es gerade bei kleinen 3—4 Jahre alten Kindern immer wieder einmal vorkommt. Die Verbreitung des Glottisödems hängt nicht nur von der Geschicklichkeit des Anaesthesisten ab, der sich um eine atraumatische Intubation bemüht, sondern auch von der Geschicklichkeit des Operateurs. Denn er muß besorgt sein, den Tubus möglichst wenig zu berühren. Ich glaube also, daß hier mehrere Faktoren zusammenwirken. Als weiteren Grund zur Bevorzugung der Insufflationsnarkose möchte ich auch das Auftreten von Muskelschmerzen nach Anwendung von depolarisierenden Relaxantien erwähnen und hierin Herrn Prof. WIEMERS zustimmen. Tatsächlich sind die Muskelschmerzen oftmals sehr viel größer als der Wundschmerz. Es sind also mehrere Faktoren, die hier zusammenwirken, und so viele Wege nach Rom führen, so führen sicher 2 Wege zu einer erfolgreichen Tonsillektomie: Einerseits die Intubationstechnik aber andererseits auch die Insufflationsmethode. Es ist letzten Endes der Erfahrung jedes einzelnen überlassen, welchen Weg er bevorzugt.

Herr Horatz: Ich danke Herrn KREUSCHER! Ich möchte selbst noch eine Frage stellen: Wir haben seit 2 Jahren gute Erfahrungen mit α-Chymotrypsin bei der Behandlung von Ödemen gemacht. Wir wenden dieses Mittel sowohl örtlich wie intravenös oder auch intramuskulär an. Bei Intubationen an Kleinstkindern geben wir das Präparat auch prophylaktisch.

Herr Wiemers: Dazu muß ich sagen, daß ich mich aus meiner zwölfjährigen Erfahrung in Freiburg nur an ganz verschwindend wenige Fälle von Larynxödem nach Intubationsnarkose erinnere. Ich habe gerade Herrn SCHOLLER gefragt, der auch seit vielen Jahren die Fälle der Hals-Nasen-Ohren und Zahnklinik übersieht. Wir können uns gemeinsam nur an 3 Fälle erinnern. Ich glaube also, daß es sich hier um eine sehr seltene Komplikation handelt. Ich möchte aber auch betonen, daß bei uns die Intubationen bei Kleinstkindern vorwiegend von erfahrenen Anaesthesisten durchgeführt wurden und damit auch bereits eine gewisse Auswahl stattfand. Wenn man natürlich Intubationsnarkosen bei Kleinkindern in größerer Zahl durchführt, wird es sich nicht vermeiden lassen, daß solche Intubationen auch von Anfängern durchgeführt werden, so daß die Komplikationshäufigkeit in Form des Glottisödems dann vielleicht steigen wird. Bei dieser Gelegenheit möchte ich aber auch erwähnen, daß bei Anwendung von Succinylcholin in seltenen Fällen bedrohliche Bradykardien und Herzstillstände sowie auch über lange Zeit dauernde Relaxationen vorkommen. Wir haben in letzter Zeit einige Fälle beobachtet, bei dem wir 4—5 Std künstlich beatmen mußten und bei denen nachträglich eine abnorme Cholinesterase nachgewiesen werden konnte. Es gibt tatsächlich solche Fälle, obwohl ich selbst früher nie recht daran geglaubt habe.

Herr Horatz: Ich möchte die Ausführung von Herrn WIEMERS bestätigen. Auch wir haben sowohl in der Augenheilkunde wie auch in der Kieferklinik derartige Fälle beobachten können. Es ist also gar nicht so selten. Auch wir fürchten sehr die gelegentlich nach Succinylcholin-Injektion auftretende Bradykardie.

Herr Zindler: Zum Problem des Larynxödems bei Kindern: Ich glaube, daß das doch äußerst selten ist. Als einen wichtigen Entstehungsmechanismus des Ödems halte ich die Infektion durch den Tubus. Man darf keine Tuben nehmen, die nicht vorher ausgekocht und auch anschließend steril behandelt wurden. Man sollte auch Gleitmittel vermeiden, von denen man nicht weiß, ob sie steril sind. Wenn man diese Kautelen nicht beachtet, können Schleimhautödeme auftreten die mitunter zu schweren Folgen führen.

Herr Horatz: Darf ich um weitere Wortmeldung bitten.

N. N.: Zum Muskelschmerz nach Succinylcholin: Ich arbeite seit 6 Jahren im Hals-Nasen-Ohren-Sektor. Durch Injektion von 2 mg Methylcurarin vor der Applikation von Trapanal und Succinylcholin kann man mit großer Sicherheit das Auftreten von Muskelschmerzen verhindern. Bei Anwendung dieser Methode habe ich nur noch bei 2 von 100 Fällen geringe Muskelschmerzen beobachten können.

Man sollte nur etwa 1 min nach der Injektion von Methylcurare warten, bis man mit Succinylcholin relaxiert.

Herr Zindler: Ich würde eine Wartezeit von 3 min vorschlagen.

Herr Kreuscher: Ich weiß nicht, ob es sehr ratsam ist, langwirkende Relaxantien bei Tonsillektomien anzuwenden. Es handelt sich zwar um eine sehr geringe Dosis aber es sind ja auch oft sehr kleine Kinder. Wir haben die Beobachtung gemacht, daß es etwas schneller mit Gallamin geht, denn dieses Relaxants flutet doch offenbar rascher an als Curare. Wir haben die Wirksamkeit dieser Methode bei Patienten der Mainzer Hals-Nasen-Ohren-Klinik einer statistischen Untersuchung unterzogen. Hierbei konnten wir feststellen, daß durch Anwendung von 20—30 mg Gallamin beim

Erwachsenen mit statistischer Signifikanz das Auftreten von Muskelschmerzen nach Succinylcholin vermieden werden kann.

Herr Horatz: Darf ich um weitere Wortmeldung bitten.

Herr Hauber: Nach kieferchirurgischen Eingriffen klagen die Patienten oft über starke Schmerzen im Halsbereich die auf die Intubation zurückgeführt werden. Oft sind diese Schmerzen stärker, als die Schmerzen im Operationsgebiet.

Herr Horatz: Diese Frage ist sicherlich schwer zu beantworten. Handelt es sich hier vielleicht um Patienten bei denen eine Kiefersperre vorlag, so daß die Intubation mit einiger Gewalt durchgeführt werden mußte?

Herr Hauber: Ich möchte zur Diskussion stellen, ob es mit der Lagerung des Patienten zusammenhängen kann?

Herr Stierlen: Das ist durchaus möglich, denn auch wir beobachten nach Tonsillektomien, die am stark überstreckten Kopf ausgeführt wurden, gelegentlich Nackenschmerzen, die durch ein Cervicalsyndrom ausgelöst wurden.

Herr Horatz: Wir sehen derartige Beschwerden nach Struma-Resektionen. Die Nackenschmerzen nach Schilddrüsenoperationen bei extremer Reklination des Kopfes sind allgemein bekannt.

Herr Kreuscher: Schmerzen, die aber nicht selten durch Succinylcholin bedingt sind!

Herr Horatz: Zum Teil mag das zutreffen. Trotzdem kann die extreme Lagerung bei derartigen Eingriffen das Auftreten von postoperativen Schmerzen ohne weiteres erklären.

Herr Bräutigam: Ich möchte noch einmal auf das Problem des geeigneten Narkoseverfahrens bei ambulanten Patienten zur Durchführung von Zahnextraktionen zurückkommen. Die Frage ist, ob eine Intubation in solchen Fällen durchgeführt werden soll, oder ob man sie wegen der durch Succinylcholin hervorgerufenen Beschwerden vermeiden solle. Wenn wir die Intubation für Zahnextraktionen ablehnen, müssen wir gleichzeitig die Frage stellen, welches Verfahren wir dann anwenden sollen. Die Insufflationsmethode ist in der Kieferchirurgie in solchen Fällen sehr problematisch, weil der Kieferchirurg den Unterkiefer herunterdrücken muß, so daß die Gefahr der Verlegung der Atemwege besteht. Sie besteht auch dann noch wenn wir einen Nasopharyngealkatheter einlegen. Es ergibt sich also die Frage, welchem der beiden Verfahren man den Vorzug geben soll. Auf der anderen Seite müssen wir auch nach Anwendung des sehr kurz wirkenden Epontol ® die Patienten mindestens 1—3 Std in unserer Obhut belassen, ehe wir sie nach Hause fahren lassen können. Wenn man das voraussetzt, soll man sich eventuell doch dazu entschließen, eine Intubationsnarkose aus Sicherheitsgründen durchzuführen. Man kann die Anwendung von Succinylcholin vermeiden durch eine sehr tief gesteuerte Inhalationsnarkose, so daß die Intubation ohne Anwendung von Relaxantien möglich ist. Diese Technik möchte ich zur Debatte stellen.

Herr Kreuscher: Man kann auch in Lokalanaesthesie intubieren!

Herr Bräutigam: Ja, darf ich also die Frage stellen, ob es vertretbar ist, einen Patienten mit Halothan so tief zu anaesthesieren, bis die Durchführung der Intubation ohne Anwendung von Relaxantien möglich ist?

Herr Horatz: Ich sehe keinen Grund, der dagegen spricht, denn wir führen z. B. bei Kleinkindern die Intubation grundsätzlich ohne Anwendung von Relaxantien in Halothannarkose durch. Die Anwendung der Intubationsnarkose ist durchaus gerechtfertigt. Man muß nur die Aufenthaltsdauer des Patienten bis zur Entlassung unter der Obhut einer Begleitperson mit dem Zahnarzt absprechen.

Herr Wiemers: Bei Kindern hat sich die rasche und tiefe Einleitung bewährt; jedoch sollte man durch ein aufgeklebtes Thoraxstethoskop die Herzfrequenz fortlaufend kontrollieren. Das erste Warnzeichen einer Überdosierung ist die Bradykardie. Kurz darauf kann bereits ein Herzstillstand eintreten. Wenn man dann sofort mit einer externen Herzmassage beginnt, passiert in der Regel nichts. Ich habe besondere Erfahrungen bei Bronchoskopien im Kleinkindesalter. Leider habe ich auch einige Male Herzstillstände beobachten können. Wir haben in diesen Fällen den Thorax komprimiert und reinen Sauerstoff gegeben woraufhin die Herztätigkeit sofort wieder einsetzte. Wesentlich ist nur, daß man das Auftreten der Bradykardie sofort bemerkt.

Herr Harder: Ich möchte auf Grund unserer Erfahrungen auf die Anwendung einer Intubationsnarkose bei gewöhnlichen Zahnextraktionen verzichten. Wir führen die Zahnextraktionen in Pentothalnarkose durch und verzichten auf die Anwendung von Succinylcholin und endotracheale Intubation. Allerdings haben wir ein Narkosegerät und ein komplettes Intubationsbesteck vorbereitet. Zur Freihaltung der Atemwege legen wir einen Nasopharyngealtubus ein. Ich kann mich nicht erinnern, daß wir in den letzten Jahren einen Zwischenfall hatten, der auf diese Technik zurückzuführen ist.

Herr Horatz: Ich glaube Herr Schilli, damit sind Sie angesprochen.

Herr Schilli: Wir machen es eigentlich auch so, daß wir bei der Extraktion eines Zahnes auf die endotracheale Intubation verzichten. Aber auch dem Erfahrendsten kann einmal ein Zahn abbrechen. In einer solchen

Situation kann es sehr schwierig sein, eine Notintubation zur Verhinderung der Aspiration von Blut und Speichel durchzuführen. Wenn wir also auf die Durchführung einer endotrachealen Intubation zur Zahnextraktion verzichten, dann fühlen wir uns nicht recht wohl dabei.

Herr Horatz: Ich möchte Ihnen da recht geben.

Herr Bräutigam: Sicher wird man gelegentlich Kompromisse schließen müssen; z. B. bei der berühmten Zahnextraktion am Privatpatienten. Aber darüber hinaus treten doch häufig kritische Situationen auf, so daß man aus Sicherheitsgründen im Interesse des Patienten die Anwendung anderer Techniken überlegen sollte.

Herr Horatz: Meine Damen und Herren, die Zeit ist fortgeschritten. Ich glaube, daß wir die meisten Fragen in der Diskussion behandeln konnten. Herr SCHILLI wird mir verzeihen, daß ich auf den Lungenautomaten nicht eingehen konnte, weil ich ihn nicht als akzeptabel betrachte.

Ich danke allen Rednern und Diskussionsteilnehmern und übergebe nun wieder den Vorsitz an Herrn BRÄUTIGAM.

Herr Bräutigam: Ich habe mich besonders bei unseren Referenten, wie auch bei Herrn HORATZ für die Leitung dieser Tagung zu danken. Außerdem bedanke ich mich für die rege Teilnahme und die Mitteilungen, die unsere Gäste uns gemacht haben.

Erschienene Bände:

1 **Resuscitation Controversial Aspects.** Chairman and Editor: Peter Safar. VI, 64 pages, 1963. DM 10,—

2 **Hypnosis in Anesthesiology.** Chairman and Editor: Jean Lassner. VIII, 51 pages, 1964. DM 8,50

3 **Schock und Plasmaexpander.** Herausgegeben von K. Horatz und R. Frey. 60 Abb., VIII, 154 Seiten, 1964. DM 18,—

4 **Die intravenöse Kurznarkose mit dem neuen Phenoxyessigsäurederivat Propanidid** (Epontol®) (3-Methoxy-4-(N,N-diäthylcarbamoylmethoxy)-phenylessigsäure-n-propylester). Herausgegeben von K. Horatz, R. Frey und M. Zindler. 163 Abb., XII, 318 Seiten, 1965. DM 21,—

5 **Infusionsprobleme in der Chirurgie.** Unter dem Vorsitz von M. Allgöwer. Leiter und Herausgeber: U.F. Gruber. 14 Abb., IX, 108 Seiten, 1965. DM 7,20

6 **Parenterale Ernährung.** Herausgegeben von K. Lang, R. Frey und M. Halmágyi. 47 Abb., X, 156 Seiten, 1966. DM 19,60

7 **Grundlagen und Ergebnisse der Venendruckmessung zur Prüfung des zirkulierenden Blutvolumens.** Von V. Feurstein. 21 Abb. und 2 Tab., VIII, 37 Seiten, 1965. DM 9,60

9 **Die Neuroleptanalgesie.** Herausgegeben von W. F. Henschel. 80 Abb., XII, 207 Seiten, 1966. DM 36,—

10 **Auswirkungen der Atemmechanik auf den Kreislauf.** Von R. Schorer. 17 Abb., VIII, 58 Seiten, 1965. DM 14,—

In Vorbereitung:

8 **IIIrd World Congress of Anaesthesiology São Paulo 1964.** Editors: R. Frey, R. R. Macintosh, J. E. Eckenhoff, Juan A. Nesi, Ph. R. Bromage, C. Gray, M. Digby Leigh, Lucien E. Morris

11 **Der Elektrolytstoffwechsel von Hirngewebe und seine Beeinflussung durch Narkosemittel.** Ein Beitrag zum Problem der Narkosetheorien. Von W. Klaus

12 **Sauerstoffversorgung und Säure-Basenhaushalt in tiefer Hypothermie.** Von P. Lundsgaard-Hansen

13 **Infusionstherapie.** Herausgegeben von K. Lang, R. Frey und M. Halmágyi

14 **Die Technik der Lokalanaesthesie.** Von H. Nolte

15 **Anaesthesie und Notfallmedizin.** Herausgegeben von K. Hutschenreuter

17 **Probleme der Intensivbehandlung.** Von K. Horatz und R. Frey

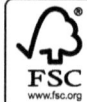

MIX
Papier aus verantwortungsvollen Quellen
Paper from responsible sources
FSC® C105338

If you have any concerns about our products,
you can contact us on
ProductSafety@springernature.com

In case Publisher is established outside the EU,
the EU authorized representative is:
Springer Nature Customer Service Center GmbH
Europaplatz 3, 69115 Heidelberg, Germany

Printed by Libri Plureos GmbH
in Hamburg, Germany